Dr. Dieter Martinetz

# ARSENIK, CURARE, COFFEIN

Gifte in unserer Welt

AULIS VERLAG
DEUBNER & CO KG · KÖLN

**CIP-Kurztitelaufnahme der Deutschen Bibliothek**

**Martinetz, Dieter:**
Arsenik, Curare, Coffein : Gifte in unserer Welt / Dieter Martinetz. – 1., für d. Aulis-Verl. veranst. Aufl. – Köln : Aulis-Verlag Deubner, 1982.
ISBN 3-7614-0663-0

Best.-Nr. 6400
1., für den Aulis Verlag veranstaltete Auflage

Verlag für populärwissenschaftliche Literatur, Leipzig 1982
Lizenzausgabe für den AULIS VERLAG DEUBNER & CO KG, Köln, 1982
Printed in the German Democratic Republic

# Inhalt

# Was sind Gifte?

*»all ding sind gifft / und nichts ohn gifft . . .«?*

Mit den heute zur Verfügung stehenden modernen Analysenmethoden kann der Chemiker und Toxikologe nahezu überall Spuren von Stoffen nachweisen, die er zu den Giften zählt. Dies darf jedoch keinesfalls zu der falschen Schlußfolgerung verleiten, alles wäre vergiftet.

Wir müssen uns daher zunächst damit auseinandersetzen, unter welchen Umständen ein chemisches Element oder eine chemische Verbindung zu einem Gift wird. Eine wesentliche Bedingung wurde bereits vom großen Arzt Paracelsus (1493–1541) festgestellt: »was ist das nit gifft ist? all ding sind gifft / und nichts ohn gifft / Allein die dosis macht das ein ding kein gifft ist« (Abb. 1). Moderner ausgedrückt, heißt das: Jede chemische Verbindung (oder jedes Element) ist von einer ganz bestimmten Menge (Dosis) an für den Menschen giftig (toxisch), d. h., sie beeinträchtigt

Was iſt das nit gifft iſt? alle ding ſind
gifft/vnd nichts ohn gifft/Allein die doſis macht
das ein ding kein gift iſt. Als ein Exempel/ein jet-
liche ſpeiß vnd ein jetlich getranck/ſo es vber ſein
doſin eingenommen wirdt/ſo iſt es gifft/das be-
weiſt ſein auſgang: Ich geb auch zu/das gifft/
gifft ſey.

Nil ſine ve-
neno præſer
tim doſi non
ſeruari.

Abb. 1 Zitat des Theophrastus Bombastus von Hohenheim, genannt Paracelsus (1493–1541)

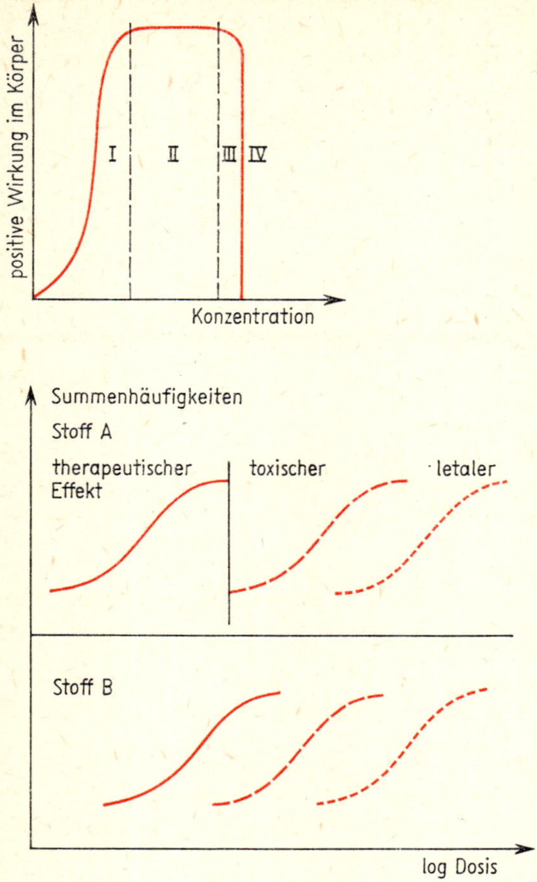


a b

Abb. 2 Die Dosis eines Stoffes entscheidet über seine Wirkung im Organismus. a Spurenelemente sind essentielle (lebenswichtige) Stoffe; bei unzureichender Versorgung treten Mangelsymptome bis Schäden auf (Bereich I); ausreichende Versorgung gewährleistet eine optimale Funktionsfähigkeit der biochemischen Vorgänge im Körper (Bereich II); überhöhte Konzentrationen führen zu toxischen Symptomen (Bereich III); unverkraftbar hohe Konzentrationen haben tödliche Wirkung (Bereich IV). b Bei Arzneimitteln und natürlichen Giften mit pharmakologischer Wirkung können wir solche mit einer großen therapeutischen Breite (Stoff A) und solche mit einer geringen therapeutischen Breite (Stoff B) unterscheiden. Bei letzteren ist eine äußerst genaue Dosierung für jeden Patienten erforderlich.

oder unterbindet Funktionen des menschlichen Organismus. Dadurch können vorübergehende oder bleibende Schäden hervorgerufen werden, die auch den Tod zur Folge haben können (vgl. auch Tab. 1 und Abb. 2).

Weitere Faktoren, die die Auslösung einer Giftwirkung beeinflussen, sind die Art der Aufnahme (Applikationsform) und die Bindungsform, in der ein Stoff vorliegt. Nehmen wir beispielsweise das Quecksilber, über dessen Giftigkeit auch beim Laien kein Zweifel besteht. Bei einer näheren Betrachtung erweist sich eine solche Feststellung als sehr relativ; denn elementares Quecksilber, oral (d. h. über den Verdauungstrakt) aufgenommen, passiert den Körper im allgemeinen ohne jede Schädigung, da im Verdauungstrakt nur sehr geringe Mengen ionisiert und in den Organismus transportiert werden. In früheren Zeiten haben die Ärzte Quecksilber mitunter gar zur Beseitigung hartnäckiger Verstopfungen oral verabreicht. Werden jedoch Dämpfe von elementarem Quecksilber inhalativ aufgenommen, wirkt es äußerst toxisch. Auch über die intakte Haut (dermal) kann feinverteiltes Quecksilber (beispielsweise in Salben) resorbiert (aufgenommen) werden.

Von den anorganischen Quecksilberverbindungen sind die zweiwertigen im allgemeinen toxischer als die einwertigen, während die gut fettlöslichen organischen Quecksilberverbindungen sowohl oral als auch dermal und inhalativ äußerst toxisch sind. Der Bindungszustand entscheidet über die Quantität der Aufnahme in den Organismus und damit schließlich auch über das Ausmaß der Wirkung.

Auch die Disposition des Menschen spielt für das Eintreten einer Giftwirkung eine Rolle. Nicht nur Säuglinge, Erwachsene und alte Menschen reagieren unterschiedlich auf eine bestimmte Dosis eines Stoffes, auch Rasse und Geschlecht können Unterschiede bewirken. Am deutlichsten wird dies, wenn wir den Säugling und den alten Menschen betrachten. Während beim Säugling die Entgiftungskapazität der Leber und die Ausscheidungsleistung der Nieren noch nicht hoch genug sind, ist im Greisenalter ein altersbedingter Funktionsverlust zu verzeichnen, z. B. verringert sich die Ausscheidungsleistung einiger Herzglycoside und Antibiotika über die Nieren, was besonders bei der Verordnung von Arzneimitteln zu beachten ist.

Defekte im Enzymsystem eines Menschen können diesen gegen bestimmte Substanzen äußerst empfindlich machen bzw. reagieren lassen.

Besonders deutlich wird die unterschiedliche »Ansprechbarkeit«

*Störungen der Sauerstoffversorgung*

– saure, basische und halogenfreisetzende Reizgase behindern über eine Eiweißdenaturierung den Gasaustausch der Lunge (physikochemische Schädigung)

– Kohlenmonoxid hat eine 210mal höhere Affinität zum menschlichen Hämoglobin als Sauerstoff und blockiert dessen Transport

– Chlorate, Bromate und Nitrite oxydieren das 2wertige Eisen des Hämoglobins zu 3wertigem (Methämoglobin); der Sauerstofftransport wird unterbunden

---

*Störungen der Energieversorgung der Gewebe*

– Blausäure und Schwefelwasserstoff blockieren das 3wertige Eisen der Cytochromoxydase, wodurch die Sauerstoffaufnahme durch die Gewebe und der $CO_2$-Abtransport unterbunden werden (»innere Erstickung«)

– Dinitrophenole und -cresole behindern die Synthese energiereicher Phosphate zur Energiespeicherung und steigern den Glucoseumsatz und Sauerstoffverbrauch (starker Anstieg der Körpertemperatur, beschleunigte Atmung)

---

*Blockierung der SH-Gruppen von Enzymen*

– Schwermetalle blockieren die für die Enzymfunktion essentiellen SH-Gruppen, was zu vielfältigen Störungen führt (Bleiverbindungen z. B. können über die Hemmung der Porphyrinsynthese letztlich zu Anämie führen)

---

*Störungen des inneren Milieus*

– Störungen des Säure-Basen-Haushaltes, z. B. Acidose durch Methanolabbau im Organismus

– Störungen von Ionengleichgewichten, z. B. Ausfällung von körpereigenen Calciumionen durch ins Blut resorbierte Oxalsäure

---

*Störungen der Reizleitung Nerv–Nerv oder Nerv–Muskel*

– Blockierung der Cholinesterase durch phosphororganische Verbindungen, dadurch Anhäufung von körpereigenem Acetylcholin und Tod durch Atemlähmung

– vielfältigste Eingriffe ins System der Neurotransmitter (Verstärkung oder Inhibierung) z. B. durch Rauschgifte

---

*Störungen der Weitergabe genetischer Informationen*

– Eingriffe in den Nucleinsäurestoffwechsel; während umfangreiche Störungen zum Zelltod führen, können geringere Störungen die vermehrungsfähig bleibenden Zellen so verändern, daß sie falsche Informationen an die Tochterzellen weitergeben, im eigenen Organismus (Cancerogenese) oder in der Leibesfrucht (Teratogenese)

---

eines lebenden Organismus auf chemische Stoffe, wenn wir uns mit tierexperimentellen Ergebnissen beschäftigen. Bestimmte Dosen eines Stoffes, die für eine Tierart gut verträglich sind, können für andere tödlich sein, wenn man sie, auf das Körpergewicht bezogen, verabreicht. Unumstritten ist heute die stark krebserregende Wirkung der Aflatoxine verschiedener Schimmelpilzarten, nachgewiesen bei unterschiedlichen Tierarten. Hauptsächlich wird die Leber geschädigt, in Abhängigkeit von der Tierart aber auch andere Organe. Doch es bestehen beträchtliche Unterschiede in der Empfindlichkeit. Während Ratte, Ente und Forelle äußerst empfindlich reagieren, sind Maus und Rhesusaffe relativ resistent. Der Mensch und einige seiner Haustiere können durch die Tollkirsche sehr leicht getötet werden, während Meerschweinchen und Kaninchen wochenlang Wurzeln, Blätter und Beeren im Futter ohne sichtbare Schäden tolerieren. Der Käfer *Halca atropa* ernährt sich gar freiwillig und bevorzugt von den Blättern der Tollkirsche. Ziegen sind recht widerstandsfähig gegen den Gefleckten Schierling, mit dem die Hinrichtung des Sokrates vollstreckt wurde; andererseits ist Waldmeister, der dem Menschen nicht akut schadet (wenngleich eine krebserregende Wirkung befürchtet wird), für Geflügel ein gefährliches Gift. Kaninchen vertragen Grammengen an Cocain und Haschisch; größere Mengen Mohrrüben führen bei weißen Mäusen zu neurotoxischen Erscheinungen, beruhend auf dem Inhaltsstoff Carotatoxin, einem Polyacetylenalkohol. Ein einziges Gramm des Ricins der Rizinussamen reicht aus, um eineinhalb Millionen Meerschweinchen zu töten.

Diese wenigen Beispiele verdeutlichen schon, wie unendlich schwierig es ist, tierexperimentelle Ergebnisse auf das vermutliche Verhalten des menschlichen Organismus zu übertragen, auf den wir uns im Rahmen dieses kleinen Büchleins vor allem beziehen wollen. Wenn man dann noch bedenkt, daß die Wirkung einer reinen Substanz durch gleichzeitig aufgenommene Nahrung oder Arzneimittel, durch besondere klimatische Bedingungen u. a. zusätzlich beeinflußt werden kann, sehen wir, daß der Begriff »Gift« nicht mit ein paar Worten definiert werden kann. Eine toxische Wirkung ist eine sehr komplexe, von einer Vielzahl von Faktoren abhängende dynamische Erscheinung.

Als Maß für die Toxizität eines Stoffes dienen die akuten und chronischen $LD_{50}$-Werte, d. h. die letalen (tödlichen) Dosen, bei denen 50 % der Individuen sterben, angegeben jeweils für eine konkrete Tierart bestimmten Geschlechts und eine bestimmte Ap-

Tabelle 1 Wesentliche Mechanismen toxischer Wirkungen

plikationsform. Bei Gasen und Dämpfen kennt man auch die $LC_{50}$-Werte, die letalen Konzentrationen, die bei vierstündiger Einwirkung 50 % der Individuen innerhalb von 48 Stunden töten.

Im allgemeinen Gebrauch versteht man heute unter Giften für den Menschen (ausgenommen krebserregende Substanzen, für die keine untere Grenzdosis festgesetzt werden kann) solche Stoffe, die in Mengen bis zu wenigen hundert Milligramm bei einer der für den Menschen in Frage kommenden Applikationsarten (d. h. hauptsächlich oral, inhalativ, dermal) Störungen im Ablauf der normalen Lebensfunktionen verursachen. Andere Applikationsformen (wie subcutan, intravenös, intramuskulär oder intraperitoneal) werden zwar im Tierversuch genutzt, kommen aber beim Menschen, abgesehen von Selbstmorden und Vergiftungen durch Biß oder Stich giftiger Tiere, kaum vor.

Die Art des Stoffes und die Eigenschaften des betroffenen Lebewesens bestimmen vorrangig die Qualität der toxischen Wirkung, d. h. das Wo und Wie, die Menge hingegen zusammen mit der Bindungsform und der Art der Applikation vor allem das Ausmaß der Wirkung. Dabei müssen wir uns darüber im klaren sein, daß das Ausbleiben eines deutlichen akut toxischen Effektes keinesfalls bedeutet, daß eine Substanz keinerlei strukturelle oder funktionelle Auswirkung auf den Organismus hat. Zum einen können Spätschäden induziert werden (vgl. Tab. 1), zum anderen können die Schäden so gering sein, daß sie nicht ohne Hilfsmittel zu bemerken sind.

Betrachten wir dazu einige Beispiele aus dem Bereich der Nahrungsmittel. So sind auch in den in einigen westlichen Ländern neuerdings propagierten sogenannten natürlichen Nahrungsmitteln oftmals natürliche Stoffe enthalten, die die normalen Lebensabläufe im Organismus auf diese oder jene Weise stören können. Dabei treten zwar im allgemeinen – infolge der zumeist geringen Konzentration – keine sichtbaren Krankheitsbilder auf, trotzdem spielen solche Fragen bei einseitiger Ernährung, in Notzeiten oder in bestimmten unterentwickelten Regionen unserer Erde durchaus eine Rolle, wie wir bei der Besprechung der pflanzlichen Giftstoffe noch sehen werden. Der Mechanismus der Wirkung solcher Stoffe kann sehr verschieden sein. Eine Reihe pflanzlicher Produkte enthält Stoffe, die die Funktion bestimmter Enzyme des menschlichen Organismus hemmen. Ein solcher Stoff ist z. B. das Gossipol der Baumwollsamen, deren Öl in einigen Ländern als Speiseöl und Grundlage für Speisefette von Bedeutung ist. Es hemmt die Trypsin- und Pepsinverdauung. Viele Pflanzenprodukte (z. B. Mandeln und Hirse) enthalten Verbindungen, aus denen im

Zerkleinerungs- und Verdauungsprozeß hydrolytisch Blausäure freigesetzt wird, die zu einer Blockade des Atmungsenzyms führen kann. In grünen Kartoffeln findet sich das Alkaloid Solanin, von dem man weiß, daß es die Cholinesterase hemmt, die eine wichtige Rolle in der Nervenreizleitung spielt.

Störungen der normalen Organfunktionen können auch dadurch erfolgen, daß die Aufnahme essentieller (lebenswichtiger) Stoffe gestört oder verhindert wird. So kommen Vitaminantagonisten vor, die lebensnotwendige Vitamine inaktivieren oder zerstören. Orangenschalenöl (z. B. in manchen Marmeladen und Obstsäften, in denen die Schale mit verwertet wurde) enthält Citral, das eine deutliche Antivitamin-A-Wirkung entfaltet. Schon eine einmalige Gabe von 5 $\mu$g/kg führte bei Kaninchen zu Schäden am Epithel der Gefäße. Ausreichende Vitamin-A-Gabe verhindert diese Schäden.

Sehr verbreitet im Pflanzenreich sind die Phytin- und die Oxalsäure. Sie hemmen die Aufnahme bestimmter Mineralstoffe und Spurenelemente. Bei Kohlarten, Sojabohnen und Erdnüssen werden wir Inhaltsstoffe kennenlernen, die den Aufbau des Schilddrüsenhormons hemmen und dadurch zu Kropfbildung führen können. Kichererbsen enthalten nervenwirksame Stoffe, und selbst krebserregende Stoffe können in natürlichen Pflanzenprodukten enthalten sein. Auf den pazifischen Inseln werden z. T. noch heute Cycas-Nüsse für Nahrungszwecke genutzt. Neben neurotoxischen Inhaltsstoffen sind in diesen Produkten auch cancerogene Stoffe enthalten, wie im Tierversuch nachgewiesen wurde. Bei genauerer Untersuchung fand man, daß der glucosidische Inhaltsstoff Cycasin bzw. dessen Aglucon (zuckerfreier Rest) Methyl-O,N,N-azoxymethanol im Stoffwechsel zu Diazomethan abgebaut wird. Diese Verbindung entsteht auch beim Abbau des bekannten Cancerogens Dimethylnitrosamin (vgl. Abb. 3). Aus diesem wiederum bilden sich Alkylkationen, die sehr leicht mit Proteinen, Desoxyribonucleinsäure (DNS) und Ribonucleinsäure (RNS) reagieren können. Diesen Reaktionen kommt für die Krebsauslösung besondere Bedeutung zu.

Viele Stoffe, die der Experte den Giften zuordnet, sind andererseits in winzigen Konzentrationen für den Stoffwechsel und die Existenz des Menschen unerläßliche körpereigene (endogene) Stoffe oder essentielle Spurenstoffe (vgl. auch Tab. 2). Ein schönes Beispiel bieten die weitverbreiteten biogenen Amine, die in winzigen Konzentrationen im Organismus für die normale Funktion des Nervensystems verantwortlich sind. Andererseits finden sich Serotonin, Histamin und Acetylcholin in *Urtica*-Arten (Nesseln) und verschiedenen tierischen Giften. Die typische Nesselwir-

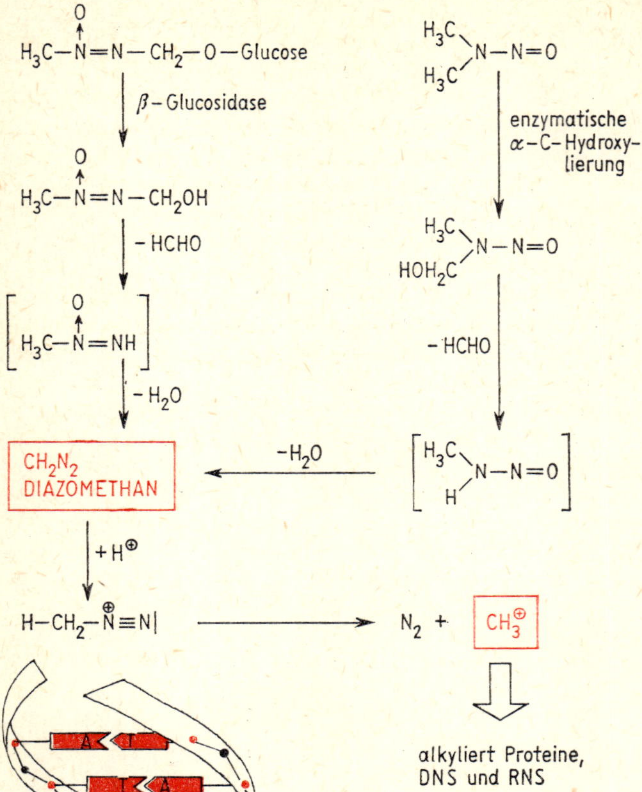


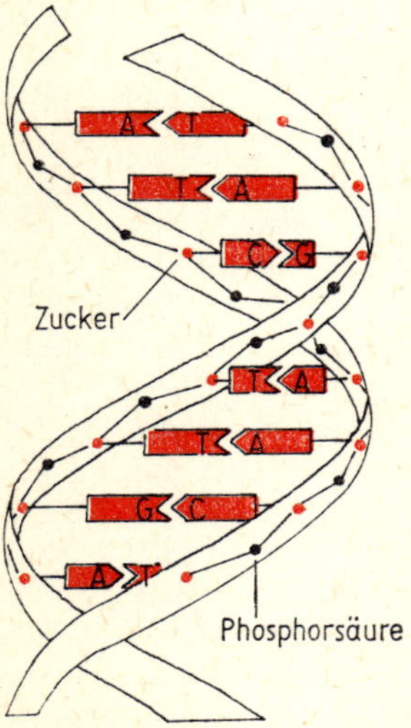


Räumliches Modell der DNS nach WATSON und CRICK.

Diese Struktur wird durch Alkylierung zerstört.

A-ADENIN, T-THYMIN, C-CYTOSIN, G-GUANIN

kung der Brennessel hat fast jeder schon einmal zu spüren bekommen; sie setzt ein, wenn nur ein Drittel der 0,008 $mm^3$ Brennhaarflüssigkeit unter die Haut gelangt. Dies zeigt, um welch wirksame Stoffe es sich hier handelt. Die Wirkungen können dabei sehr vielgestaltig sein. Für die Nesseln werden im »New Kraeuterbuch« von Tabernaemontanus aus dem Jahre 1664 die verschiedensten angegeben, von »Schwitzen machen« bis hin »zu dem ehelichen Wercke reytzen«. Wenn solche Angaben heute auch nicht unbesehen übernommen werden dürfen, zeigen sie doch den Eingriff dieser Verbindungen in nerval gesteuerte Prozesse.

Dieses kleine Buch soll einen Eindruck vermitteln, welche Gefahren in unserer Welt durch natürliche Gifte auftreten können, von denen man wichtige kennen sollte. Andererseits soll es aber auch dazu beitragen, unnötige Ängste zu vermeiden, die oftmals noch mit dem Begriff »Gift« heraufbeschworen werden.

Zunächst aber wollen wir uns noch die Frage vorlegen, warum eigentlich Gifte in der belebten Natur auftreten und welche Bedeutung ihnen zukommt.

## *Von Sinn, Nutzen und Gefahren der Gifte*

Gifte gehören zu den sogenannten sekundären Naturstoffen. Im Gegensatz zu den primären wie Nucleinsäuren und Eiweißen, durch die die grundlegenden Lebensvorgänge aller Lebewesen ermöglicht werden, sind sekundäre Naturstoffe stets auf spezielle Lebewesen oder Pflanzen beschränkt und nicht für das Leben »an sich« verantwortlich, sondern für das Überleben einer bestimmten Lebensform in einer ganz bestimmten Umwelt. Gifte werden bei Tieren meist als Exkrete ausgeschieden, über den Kot und Harn, aber auch auf ganz spezielle Weise wie über Abwehrdrüsen oder die Haut. Oft erfüllen sie dabei die Aufgabe der Arterhaltung, indem sie vor Feinden schützen – aktiv wie bei Stech- und Beißapparaten, die mit Giftdrüsen verbunden sind, oder passiv durch Hautsekrete zum Schutz vor dem Gefressenwerden oder vor Mikroorganismen.

Pflanzen zeigen eine »innere Sekretion« in die Zellwand oder in Vakuolen, z. T. auch in spezielle Exkretzellen. Die für den Menschen giftigen Produkte sind oftmals durch Abbau und Ent-

Abb. 3 Der krebserregende Inhaltsstoff der Cycas-Nüsse der auf den pazifischen Inseln beheimateten Palme *Cycas circinalis* bildet im Organismus die gleichen Abbauprodukte wie das gefährliche synthetische Cancerogen Dimethylnitrosamin.

| Spuren-element | Tagesbedarf Erwachsener | Vorkommen im Körper | Im Essen zugeführt | Funktion im Körper |
|---|---|---|---|---|
| Eisen | 12–15 mg | 4–5 g | Leber, Fleisch, Eidotter, Obst, Gemüse | Bestandteil des Hämoglobins und vieler Gewebsenzyme |
| Zink | 5 mg | 1 g | Rindfleisch Leber, Erbsen, Hafer, Weizen | erforderlich für die Enzymaktivität bei Kohlenhydrat und Eiweißabbau, Insulinsynthese |
| Mangan | ca. 5 mg | 20 mg | Hafer, Weizen, Spinat, Bohnen, Leber | erforderlich für Enzymaktivität und Vitamin-$B_1$-Verwertung |
| Kupfer | 2 mg | 100 mg | Leber, Eidotter, grüne Bohnen, Fisch, Roggen | beteiligt an der Hämoglobinsynthese; notwendig für Eisen- und Pigmentstoffwechsel |
| Jod | 150–300 $\mu$g | 50 mg | Fisch, Fleisch, Milch, Weizen, Salat | als Bestandteil des Schilddrüsenhormons für den normalen Ablauf des Grundumsatzes mitverantwortlich |
| Molybdän | 200 $\mu$g | 20 mg | Hafer, Weizen, Nüsse, Hülsenfrüchte | Bestandteil von Enzymen |
| Cobalt | 5 $\mu$g | 10 mg | Leber, Getreide, Hülsenfrüchte | Bestandteil des Vitamins $B_{12}$; Bildung von Blutzellen |

Tabelle 2 Diese Spurenelemente braucht der Mensch zum Leben, sie sind essentiell (nach Stadlbauer)

giftung von Verbindungen, die der Pflanze schaden, entstanden. Bestimmte Pflanzengifte dienen auch dem Schutz vor Fraß und vor Befall durch Schimmel und Fäulnis sowie Mikroben.

Die Bezeichnung »Gift« ist äußerst zwiespältig, wie wir besonders bei den Giften des Pflanzenreiches sehen werden. Das eine

Gesicht ist das der lebensgefährlichen oder tödlichen Giftwirkung, das andere ist das der lebensrettenden Heilwirkung (vgl. Abb. 2, Tab. 3). Dessen war man sich in der Medizin des Altertums und der Volksmedizin des Mittelalters – oft mystizistisch verbrämt – durchaus bewußt, waren es doch nahezu die einzigen zugänglichen Stoffe, die gegen Krankheiten greifbar waren. Oft uferte dies so weit aus, daß man meinte, gegen jedes Gift ein Gegengift, einen »Theriak«, finden zu können, der von Quacksalbern dann oft als Universalheilmittel und Universalgegengift angepriesen wurde.

Es grenzt fast schon ein wenig an ein Wunder, wenn man sich überlegt, daß starke Gifte, die in der Geschichte als Mord-, Selbstmord- und Hinrichtungsgifte eine Rolle gespielt haben, andererseits vielen Menschen Linderung und Heilung gebracht haben und z. T. sogar noch heute bringen. So das gefährliche Coniin des Gefleckten Schierlings bei Asthma, Angina pectoris, Magen- und Krebsschmerzen, das Cicutoxin des Wasserschierlings bei Epilepsie, das Colchicin der Herbstzeitlose bei Gicht (in neuerer Zeit wurde gefunden, daß das Colchicin eine zellteilungshemmende Wirkung besitzt, so daß man es in bestimmten Fällen zur Bekämpfung von Krebswucherungen nutzen kann), das Aconitin des Blauen Eisenhutes bei starken Nervenschmerzen und chronischen Gelenkentzündungen.

Wäßrige Auszüge von Bittermandeln wurden früher gegen Krampfhusten, Asthma und Koliken verabreicht und das hübsche, aber giftige Maiglöckchen bei Herzschwäche.

Es gibt kaum eine spezifische pharmakologische Wirkung, die nicht durch irgendein Pflanzengift herbeigeführt werden könnte. Eines unserer schönsten mitteleuropäischen distelartigen Gartengewächse ist die Mariendistel *(Silybum marianum)*, deren Früchte als Leber- und Gallenmittel verwendet werden. Nach der Isolierung des Antilebergiftes Silymarin (chemisch ein Gemisch strukturverwandter 1,4-Dioxanderivate, gebildet durch oxydative Kombination von Flavonoiden mit Coniferylalkohol) fand man, daß dieser Stoff die hochgiftigen Inhaltsstoffe des Grünen Knollenblätterpilzes Amanitin und Phalloidin zu »neutralisieren« vermag, sofern noch keine Leberschädigung eingetreten ist.

Viele interessante Beobachtungen wurden erst in jüngster Zeit gemacht. Die Blätter des tropischen Roten Immergrüns *(Catharantus roseus)* werden in der Volksmedizin Südafrikas und Jamaikas zur Teebereitung gegen Diabetes genutzt. Bei genauerer wissenschaftlicher Untersuchung fand man etwas weit Interessanteres. Man isolierte ein Alkaloidgemisch, das weiße Ratten nach fünf bis sieben Tagen durch allgemeine Blutvergiftung tötete. Die Sek-

| Arzneimittel/Form/ Wirkstoff | als Naturgift in | Heilwirkung (Beispiele) |
|---|---|---|
| Acetylcholin »Berlin Chemie«/Ampullen | Hornissengift | periphere Durchblutungsstörungen, Tachykardie, Migräne, Lähmungen |
| Achromin-Creme/ Hydrochinon | Bombardierkäfer | Hautsalbe |
| Aconitysat/Tropfen/ Aconitin | Blauer Eisenhut | Nervenschmerzen |
| Apisarthron/Salbe/ standard. Bienengift | Bienengift | Rheumamittel |
| Atropin-Augenöl 1 % AWD | Tollkirsche, Bilsenkraut, Stechapfel | zur Pupillenerweiterung in der Augenheilkunde |
| Bellatotal compositum/ Tabletten/ Atropin, Hyoscyamin | Tollkirsche, Bilsenkraut, Stechapfel | Spasmolytikum, z. B. gegen Magen-, Darm-, Nieren- u. Blasenkoliken |
| Camphoderm/Einreibung/ Kampfer | Kampferbaum | Rheumamittel |
| Coffeinum purum/ Tabletten/ Coffein | Kaffeebohnen, schwarzer Tee | Analeptikum, z. B. gegen Ermüdung, Koma, Kollaps, Lähmung des Atemzentrums |
| Colchysat/Tropfen/ Colchicin | Herbstzeitlose | Rheuma- und Gichtmittel |
| Digitoxin-Tabletten | Roter Fingerhut | Herzmittel |
| Ephedrin/Tabletten/ DL-Ephedrinhydrochlorid | Meerträubchen (Ephedra vulgaris) | Asthmamittel, Mittel gegen Allergien |
| Ergoffin/Tabletten/ Ergotamintartrat | Mutterkorn (Ergotamin) | Migräne |
| Hedelix/Tropfen/ Efeublätterauszug z. B. $\alpha$-Hederin | Efeu | Mittel gegen Husten und Keuchhusten |
| Hyalase »Dessau« 150 IE/ (hochgereinigte Hyaluronidase aus Stierhoden) | Bienengift und Schlangengiften | zur Resorptionsbeschleunigung bei Infusionen und Injektionen |
| Morphium hydrochloricum 0,01 AWD/ Ampullen/ Morphiumhydrochlorid | Rohopium aus Schlafmohn | Schmerzen schwerster Art |

| Arzneimittel/Form/ Wirkstoff | als Naturgift in | Heilwirkung (Beispiele) |
|---|---|---|
| Oculoguttae Cocaini SR/ Cocainhydrochlorid u. a. | Blätter des Cocastrauches (Cocain) | Lokalanästhetikum |
| Rausedan-Tabletten 0,25 mg/Reserpin | Alkaloid aus Rauwolfia-Arten | gegen Erregungszustände, zur Blutdrucksenkung |
| Scopolamin/Ampullen/ Scopolaminhydrobromid | Tollkirsche, Bilsenkraut, Stechapfel | gegen Erregungszustände, See- und Luftkrankheit |
| Staphylotropin/Ampullen/ polyvalente Staphylokokken | Staphylokokken (Bakterien) | Furunkulose, Karbunkel, Akne |
| g-Strophanthin 0,125 mg/ Ampullen | Samen von Strophantus gratus | Herzmittel |
| Tabex/Tabletten/ Cytisin | Goldregen | Raucherentwöhnungsmittel |
| Tubocurarin/Ampullen/ d-Tubocurarinchlorid | Chondrodendronarten | Injektion zur Ruhigstellung und Erschlaffung der Muskulatur bei Operationen |
| Vipratox/Einreibung/ Toxine verschiedener Giftschlangen | Schlangengifte | Rheumamittel |

Tabelle 3 Gifte als Heilmittel – Beispiele aus dem Arzneimittelverzeichnis der DDR, 1980 – Teil I

tion ergab als Ursache eine rapide Abnahme der weißen Blutkörperchen. Mit Recht konnte man also erwarten, ein Mittel zur Behandlung bestimmter Leukämieformen (krankhafter Vermehrung der weißen Blutkörperchen) in den Händen zu haben. Mittlerweile hat man über sechzig verschiedene Indol- und Indolinalkaloide isoliert, von denen das Vinblastin bei der Lymphogranulomatose und das Vincristin (Handelsname Oncovin) bei Leukämien eingesetzt werden. Bei einigen der Alkaloide konnte die antidiabetische Wirkung der Volksmedizin nachgewiesen werden.

Auch andere Pflanzengifte, z. B. bestimmte Diterpene aus Euphorbiaceen, erwiesen sich im Laborversuch als wirksam gegen Tumoren, wobei man ebenfalls aus den Kenntnissen der alten Volksmedizin schöpfte. Heute ist bekannt, daß zahlreiche Pflanzen antibiotische, d. h. gegen das Leben und Wachstum von Bakterien, Pilzen und Protozoen gerichtete Stoffe produzieren. Für den Menschen steht dabei die Heilwirkung im Vordergrund, nicht so sehr die Giftwirkung. Solche Stoffe fanden bereits in der klassischen Medizin des Altertums Verwendung. Im Papyrus Eber (um 1500 v. u. Z.), den Tontafeln der weltberühmten Bibliothek von Ninive, wird bereits die Behandlung septischer Wunden mit der Küchenzwiebel beschrieben.

Chemisch sind solche Stoffe sehr unterschiedlich gebaut; sie reichen von Inhaltsstoffen ätherischer Öle wie Thymol (z. B. im Thymian, *Thymus serpyllium*), das schon 1887 von Martini als Antiseptikum angewendet würde, über Senföle freisetzende Pflanzeninhaltsstoffe (z. B. p-Hydroxybenzylisothiocyanat aus Senf, *Sinapis alba*) und andere ungesättigte schwefelorganische Verbindungen (z. B. das Anemonin der Kuhschelle, *Anemone pulsatilla*), verschiedenste Glycoside, Chinone, Cumarine, Acetylene bis hin zu den Alkaloiden und zahlreichen anderen Strukturen. Auch verschiedenste Hölzer enthalten antimikrobielle Gifte zum Schutz vor allem gegen Pilzbefall. Ein solches Kernholzgift ist das glycosidisch gebundene Taxicatigenin der Eibe, ein 3,5-Dimethoxyphenol, oder das α-Thujaplicin der Lebensbaumarten.

Oftmals werden die toxischen Substanzen erst als »Antwort« auf Angriffe auf die Pflanze, z. B. das Eindringen von Schimmelpilzen, gebildet. Da diese Stoffe mitunter nicht nur antibiotisch, sondern auch auf den Menschen toxisch wirken, ist ihre Kenntnis sehr wichtig. So bildet die Süßkartoffel *(Ipomoea batatas)* bei Schimmelbefall der Wurzelknolle Terpenabkömmlinge (substituierte Furane), die z. T. gefährliche Lebergifte darstellen und auch andere Schädigungen bewirken. Rinder zeigen nach Aufnahme Atemnot und Lungenödem.

Akute Vergiftungen des Menschen kommen in unseren Breiten in etwa 90 % aller Fälle nach oraler Aufnahme der Gifte zustande. Sie stellen den Hauptteil der akuten akzidentellen (versehentlichen) Vergiftungen dar, wobei kleine Kinder besonders gefährdet sind. Etwa ein Drittel dieser Vergiftungen sind auf Arzneimittel zurückzuführen, ein reichliches Drittel auf Haushaltschemikalien, Farben, Gartenpestizide usw. Vergiftungen durch tierische Gifte spielen in unseren Breiten eine geringe Rolle, in tropischen Gebieten ist dies jedoch anders. Durch Pflanzengifte sind wiederum besonders Kinder gefährdet, die sich durch leuchtende Farben sehr leicht zum Genuß von Beeren u. a. verleiten lassen.

Bei den suizidalen Vergiftungen (Selbstmorden) spielen Arzneimittel die größte Rolle. Berufsbedingte Vergiftungen sind meist auf Inhalation toxischer Gase, Dämpfe oder Stäube zurückzuführen. In den hochentwickelten Industriestaaten sterben jährlich etwa hundert Menschen je Million Einwohner an Intoxikationen (nach Markwardt).

Todesfolgen durch chronische Schäden (z. B. durch Rauchen oder Alkoholmißbrauch) können hier nicht abgeschätzt werden; auf alle Fälle dürfte aber beispielsweise die Hälfte aller Leberzirrhosen bei uns auf Alkoholgenuß beruhen.

In westlichen Ländern kommen dazu noch die Rauschgifttoten.

## *»Entgiftungszentrum« Leber*

Für die Mehrzahl körperfremder chemischer Verbindungen besitzt der Organismus bis zu bestimmten Konzentrationen enzymatische Abbaumechanismen. Man bezeichnet diese metabolische Umwandlung auch als Biotransformation. Besonders wichtig ist dieser Abbau für die Entfernung von Arzneimitteln aus dem Körper. Die Reaktionen führen zur Bildung stärkerer hydrophiler Metabolite (Abbauprodukte), wodurch die Ausscheidung lipophiler Verbindungen mit dem wäßrigen Medium des Urins gefördert wird.

Ohne die Existenz derartiger Prozesse würde beispielsweise das gut lipoidlösliche Schlafmittel Hexobarbital theoretische Halbwertszeiten von 60 bis 150 Tagen im Körper aufweisen; real liegen diese im Stundenbereich.

Ein sehr häufiger Reaktionsweg der Metabolisierung ist der Einbau von Sauerstoff zu stärker hydrophilen, d. h. wasserlöslichen Verbindungen (z. T. werden solche Produkte auch reduktiv gebildet, wie Amine aus Nitro- oder Azoverbindungen sowie Alkohole aus Aldehyden). Im allgemeinen sind die Abbauprodukte weniger toxisch als die intakte Verbindung, jedoch gibt es auch Fälle einer Giftung im Organismus. Der Verlauf der enzymatischen Metabolisierung wird also nicht grundsätzlich von der Nützlichkeit für den Organismus bestimmt, sondern von der Struktur des Fremdstoffes. Meist verläuft die Abbaureaktion in zwei Phasen:

Phase I Oxydation, Hydrolyse oder Reduktion
Phase II Konjugation mit endogenen Verbindungen wie Glucuronsäure, Schwefel-, Essigsäure, Glycin, Glutathion.

Das »Zentrum« der Entgiftung im Körper ist die Leber, wo die verantwortlichen Enzyme vorwiegend intrazellulär lokalisiert sind. Andere Organe sind weniger beteiligt, wenngleich selbst die Körperflüssigkeit entgiftende Enzyme enthält, das Blutplasma unter anderem Esterasen, die körperfremde Ester hydrolysieren.

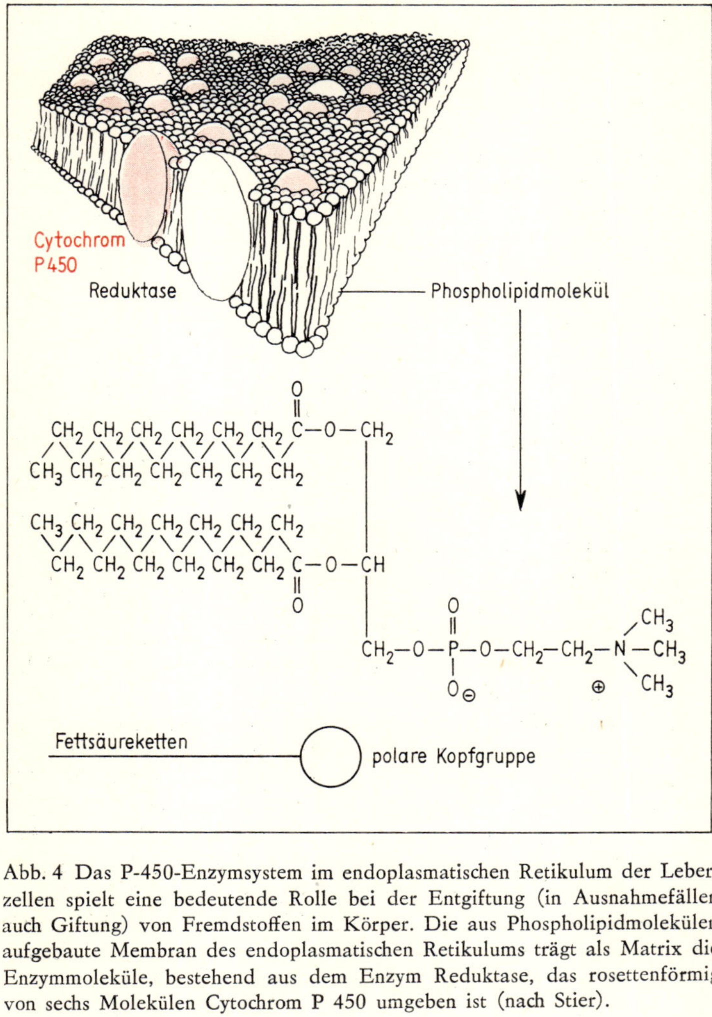


Abb. 4 Das P-450-Enzymsystem im endoplasmatischen Retikulum der Leberzellen spielt eine bedeutende Rolle bei der Entgiftung (in Ausnahmefällen auch Giftung) von Fremdstoffen im Körper. Die aus Phospholipidmolekülen aufgebaute Membran des endoplasmatischen Retikulums trägt als Matrix die Enzymmoleküle, bestehend aus dem Enzym Reduktase, das rosettenförmig von sechs Molekülen Cytochrom P 450 umgeben ist (nach Stier).

Abb. 5 Enzymatischer Abbau von Benz[a]pyren im Körper: Der Organismus selbst produziert die krebserregende Struktur.

Sehr bedeutsam sind vor allem die oxydativen Vorgänge, die sich hauptsächlich in den Mikrosomen der Leber vollziehen.

Eines der bedeutendsten Enzyme, die in der Lage sind, Sauerstoff umzusetzen, ist das Cytochrom P-450, das in der Leber

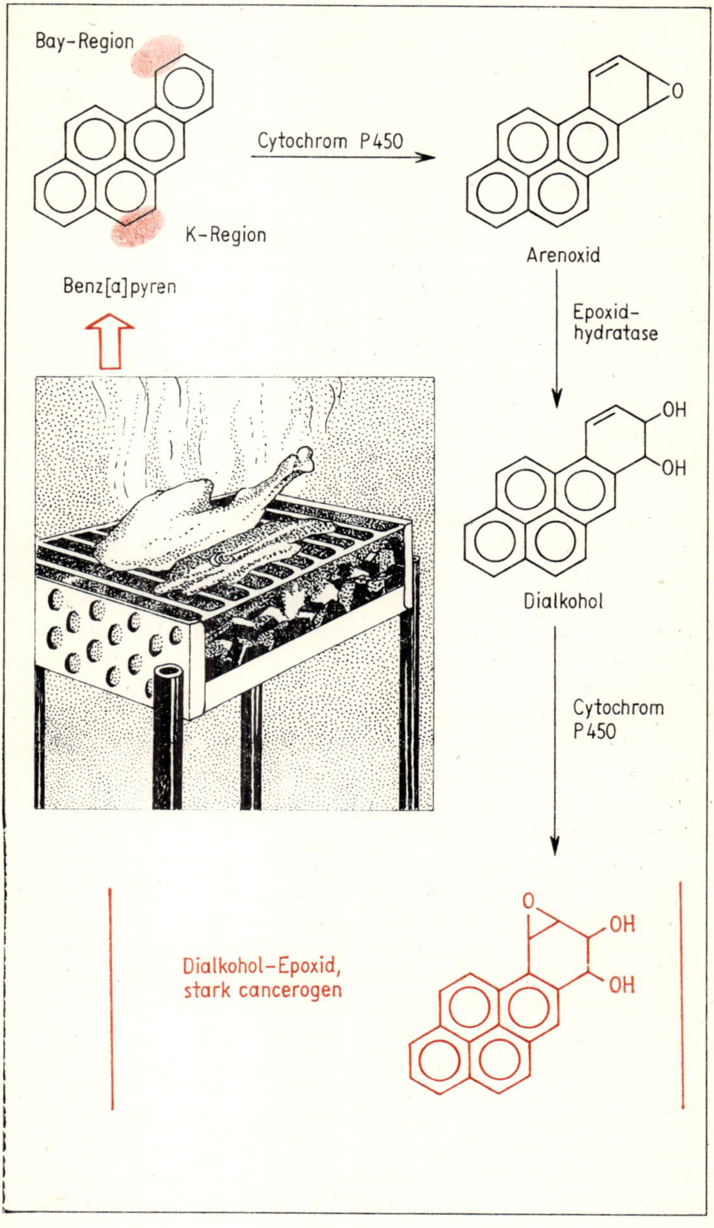
Bay-Region
K-Region
Benz[a]pyren
Cytochrom P450
Arenoxid
Epoxid-
hydratase
OH
OH
Dialkohol
Cytochrom
P450
O
OH
OH
Dialkohol-Epoxid,
stark cancerogen

Sauerstoff in Xenobiotika (körperfremde Stoffe) einbaut und damit eine wichtige Rolle in der Entgiftung und Biotransformation spielt (Abb. 4). Es entstehen Produkte, z. B. hydroxylierte, die infolge der besseren Wasserlöslichkeit über die Nieren ausgeschieden werden können. Dieses Enzym konnte auch in Pflanzen und Mikroorganismen nachgewiesen werden. Beim Abbau von Schadstoffen in Mikroorganismen spielen Cytochrom P-450 und ähnliche Enzyme eine hervorragende Rolle; denn ihre Katalysewirkung leitet den ersten Schritt des entgiftenden Abbaus ein. Aber auch bei diesem wesentlichen Biokatalysator ist eine andere, verhängnisvolle Seite entdeckt worden. Man ist sich heute sicher, daß cyclische Kohlenwasserstoffe wie Benzpyren (das z. B. bei über offenem Feuer gegrilltem Fleisch durch Verbrennen des abtropfenden Fettes oder bei unsachgemäßen Räucherprozessen entsteht) zu Krebserkrankungen führen, wenn auch noch vieles unklar ist. Die Untersuchungen der letzten Jahre erbrachten jedoch, daß es nicht das intakte Benzpyren ist, dem man diese unheilvolle Wirkung zuschreiben muß, sondern daß das eigentliche aktive Cancerogen erst im Organismus selbst gebildet wird, und zwar in Form der sauerstoffhaltigen Abbauprodukte, die unter Mitwirkung des Cytochroms P-450 entstehen. Das Cytochrom P-450 überführt das Benzpyren zunächst in das Arenoxid, das von einem zweiten Enzym, der Epoxidhydratase, in den entsprechenden Dialkohol umgewandelt wird, der dann erneut durch das Cytochrom P-450 epoxydiert wird (vgl. Abb. 5). Dieses Benz[a]pyren-7,8-diol-9,10-epoxid ist hochgradig cancerogen. Bereits 0,1 mg Benzpyren, dermal verabreicht, erzeugen bei der Maus Hautkrebs. Diese Menge ist in 4 $m^3$ Abgas eines Mittelklassekraftfahrzeuges enthalten. Es entsteht bei allen unvollständigen Verbrennungsprozessen, also auch beim Zigarettenrauchen.

Ein ähnlicher Mechanismus dürfte auch beim Vinylchlorid vorliegen. Über Chlorethylenoxid und 2-Chlor-acetaldehyd bildet sich Monochloressigsäure. Sowohl das Chlorethylenoxid als auch der 2-Chlor-acetaldehyd sind direkt wirkende starke Mutagene. Eine Bindung an Proteine, DNS und RNS wurde nachgewiesen.

Wir werden bei den Giften der Mikroorganismen die stark krebserregenden Aflatoxine B1 und G1 kennenlernen. Beide besitzen am terminalen Furanring eine 2,3-Doppelbindung, die in vivo epoxydiert wird. Es bildet sich als hochreaktives Cancerogen das Aflatoxin-2,3-epoxid, neben verschiedenen wesentlich schwächer wirksamen Hydroxylierungsprodukten.

Nachdem in Phase I vorwiegend durch Einführung oder Bildung von Hydroxylgruppen der polare Charakter verstärkt wurde, können sich diese mit Glucuronsäure, Glycin usw. verbinden, was die Ausscheidung über die Niere weiter begünstigt; aber auch in dieser Phase sind Giftungsreaktionen bekannt. Wichtig in der Phase II ist die Konjugation der Glucuronsäure mit Alkoholen, Phenolen, Carbonsäuren und Amiden zu $\beta$-Glucuroniden.

Bei gleichzeitiger oder aufeinanderfolgender Anwesenheit mehrerer Fremdstoffe im Organismus (z. B. Arzneimittel) wird das Enzymsystem beeinflußt, meist in Richtung einer schnelleren Biotransformation, z. T. aber auch einer Hemmung. Diese Kenntnis ist unter anderem bei der Verabreichung von Arzneimitteln sehr wichtig, da es einerseits zu einem so raschen Abbau kommen kann, daß die therapeutisch notwendige Konzentration im Organismus nicht erreicht wird, andererseits können Wirkstoffe, die erst metabolisch in vivo gebildet werden, sehr rasch angereichert werden, u. U. bis in toxische Konzentrationsbereiche.

Solche Effekte auf Arzneimittel oder Fremdstoffe haben unter anderem Alkohol und Inhaltsstoffe des Tabakrauches, z. T. auch berufliche Expositionen. So wurden bei Arbeitern aus der Produktion polychlorierter Biphenyle (PCBs) in Abhängigkeit von der Exposition kürzere Halbwertszeiten für den Abbau des Arzneimittels Phenazon gefunden. Arzneimittel, deren Abbau über unschädliche Epoxide verläuft, können eine Hemmwirkung auf den Abbau toxischer Epoxide entfalten (wie wir sie beim Benzpyren kennengelernt haben), indem sie mit diesen um die Epoxidhydratase konkurrieren.

Zusammengefaßt gesagt, manifestiert sich eine toxische Wirkung erst dann im Organismus, wenn Stoffe in solchen Konzentrationen zugesetzt oder akkumuliert werden, daß sie nicht mehr durch das körpereigene Enzymsystem entgiftet werden können, bzw. solche Stoffe, die das Enzymsystem blockieren oder für die kein entgiftungsaktives Enzymsystem vorhanden ist bzw. die bestimmte Körper- oder Organgewebe zerstören oder die Funktion bestimmter Transportmechanismen (z. B. Sauerstofftransport) oder Organe blockieren.

Spezielle toxische Wirkungen, die sich in Form von Spätschäden zeigen, treten auf, wenn die geschädigten Zellen vermehrungsfähig bleiben, aber genetisch falsche Informationen an die Tochterzellen weitergeben, entweder im selben Organismus (Cancerogenese), der Leibesfrucht (Teratogenese) oder in den folgenden Generationen (Mutagenese).

Wir wollen damit den kurzen Einblick in die Dynamik des Giftbegriffes abschließen und uns einigen Gruppen wichtiger Gifte in der belebten und unbelebten Natur zuwenden.

# Mineralische Gifte und giftige anorganische Salze

## *Ist Kochsalz giftig?*

Unter den natürlich vorkommenden Mineralien und anorganischen Salzen finden sich auch solche mit lebensgefährlichen Wirkungen auf den Menschen. Aber auch hier muß die konkrete Situation beachtet werden. Niemand würde das gesalzene Frühstücksei als vergiftet ansehen. Und doch muß man dies differenziert betrachten; denn reines Kochsalz und seine Lösungen sind ein recht schweres Gift für alle Lebewesen. Die Giftwirkung ist jedoch aufgehoben, wenn man dem Salz in bestimmtem Verhältnis Kalium- und Calciumchloride zusetzt. Würde man einem Säugling in Unkenntnis 1 bis 3 g reines Kochsalz, also reines Natriumchlorid, verabreichen, wäre mehrstündiges »Kochsalzfieber« zu beobachten. In medizinischen Selbstversuchen konnte gezeigt werden, daß sich die Folgen einer Kochsalzvergiftung in Hautentzündungen, Nesselausschlag, Warzenbildung, Haarausfall, Nerven-, Kopf- und Augenschmerzen, Schwindelanfällen, Schleimhautentzündungen, Magen-Darm-Katarrhen, Durchfällen, Zahnfleischentzündungen und gichtartigen Schmerzen äußern können.

Auch Nitrationen, wie sie uns beispielsweise in Form des Calciumnitrates als Mauersalpeter begegnen, sind auf den ersten Blick keinesfalls den bedrohlichen Giften zuzuordnen. Trotzdem können Säuglinge durch nitrathaltige Nahrungsmittel (z. B. Spinat, der Nitrate bei reichlicher Düngung anreichert) in Gefahr gebracht werden. Nitrationen werden im Organismus teilweise bakteriell zu Nitrit reduziert, das ein starker Methämoglobinbildner ist. Das bedeutet, das Nitrit ist in der Lage, das zweiwertige Eisen des Hämoglobins zu dreiwertigem zu oxydieren; Hämoglobin wird in Methämoglobin umgewandelt, der rote Blutfarbstoff steht nicht mehr für den Sauerstofftransport zur Verfügung. Eine solche Oxydation bewirken auch Chlorate und Bromate. Beim normalen Erwachsenen enthalten die roten Blutkörperchen (Erythrocyten) methämoglobinreduzierende Enzyme, die den Methämoglobingehalt ständig unter 1 % des Hämoglobingehaltes halten (da auch unter physiologischen Bedingungen bei Sauerstoffgegenwart stets eine bestimmte Umwandlung in Methämoglobin erfolgt). Befindet sich nun so viel Nitrit im Blut, daß das reduzierende System »überfordert« wird, treten Kopfschmerz, Atemnot und schließlich Bewußtlosigkeit auf. 70 bis 80 % Methämoglobin im Blut wirken tödlich. Die Gefahr im Säuglingsalter liegt, vereinfacht gesagt, darin, daß das methämoglobinreduzierende System noch nicht voll ausgebildet ist und schon geringe Mengen Nitrit ihre Oxydationswirkung irreversibel entfalten können.

Heute weiß man, daß gepökelte, d.h. mit Nitrit und/oder Nitrat behandelte Fleischwaren auch noch andere Gefahren »produzieren« können, indem sich durch Wechselwirkung mit organischen Stickstoffverbindungen die krebserregenden Nitrosamine bilden. Die Nitrit-Nitrat-Behandlung ist daher in den meisten Ländern reglementiert.

Überhaupt liegt in einseitiger Ernährung eine Gefahr. Bei der häufigen Verbindung nitrit(nitrat)reicher Speisen (z.B. Spinat) mit aminreicher Nahrung, z.B. verschiedenen Käsesorten, besteht natürlich im sauren Milieu des Magens durchaus die Möglichkeit der Nitrosaminbildung.

## *Cyankali und Arsenik – die klassischen Mordgifte*

Arsenik ist für viele Menschen neben Cyankali das »klassische« Gift. Es ist das Oxid des dreiwertigen Arsens ($As_2O_3$) und entsteht z.B. durch Rösten des natürlichen Arsenkieses (FeAsS). Seit dem 8. Jahrhundert stellt die Menschheit dieses weiße geruchlose Pulver her, und seit dieser Zeit erwarb es sich als »Gift der Gifte« (als die natürlichen hochtoxischen Pflanzengifte noch nicht bekannt waren) und als »Erbschaftspulver« einen unrühmlichen Ruf. Konnte man es doch – da es geruch- und geschmacklos ist – leicht dem Opfer beibringen, wobei man zudem noch sicher war, nicht gefaßt zu werden, da sich das Krankheitsbild der akuten Vergiftung kaum von der Cholera, einer der in jenen Tagen recht verbreiteten Krankheiten, unterschied und ein Giftnachweis im Opfer noch nicht bekannt war. Bereits Mengen von 0,1 g können für den Erwachsenen tödlich sein, jedoch werden sehr starke Schwankungen in der Empfindlichkeit des Menschen beobachtet. Akute Vergiftungserscheinungen sind heftige Magenschmerzen, Brennen im Rachen und Erbrechen; der Tod tritt unter beträchtlichen Qualen nach zwölf bis achtzehn Stunden, oft erst nach Tagen ein. Die Geschichte kennt bekannte Gifthändler. Teofania di Adamo verkaufte im 17. Jahrhundert ihr Arsenwasser als Aqua Tofana, und die bekannte Giftmischerin Marquise de Brinvilliers nannte ihre tödliche Ware Eau admiralle.

Die Situation verschlechterte sich für potentielle Arsenmörder erst mit dem Jahre 1832, in dem der englische Chemiker James Marsh als Gutachter zu einem Arsenmordprozeß hinzugezogen wurde. Er studierte eingehend das bereits vorhandene analytische Wissen über das Arsen und setzte seinen ganzen Ehrgeiz ein, den Geschworenen einen »sichtbaren« Arsennachweis zu präsentieren. Er fand schließlich einen Weg, indem er aus Zink und Schwefelsäure ein reduzierendes Milieu schaffte, in dem das Arsen der Probe zu Arsenwasserstoff reduziert wurde. Das Gas leitete er durch ein Rohr, das er erhitzte. Das dabei entstehende Arsen schlug sich als schwärzlich glänzender Spiegel an einer kalten Porzellanschale nieder. Im Jahre 1836 veröffentlichte er seine Entdeckung. Mit dieser einfachen Probe sollen nach Römpp noch 0,0001 mg nachweisbar sein (vgl. Abb. 6).

1836 ahnte Marsh noch nicht, daß dieser Nachweis als klassische Methode Unsterblichkeit erringen würde. Noch heute besticht er durch seine Einfachheit und Sicherheit. Mit seiner Einführung ging die Verwendung von Arsenik als Mordgift stark zurück.

Aufsehen erregten neue Analysenmethoden oftmals dann, wenn sie der Verbrechensaufklärung dienten, so bei der Neutronenaktivierungsanalyse. Anfang der fünfziger Jahre wurde Madame Besnard vor einem französischen Gericht des mehrfachen Giftmordes mittels Arsen angeklagt. Spitzfindige Verteidiger zogen die klassischen Arsennachweismethoden in Zweifel, und so wurde zum erstenmal die Neutronenaktivierungsanalyse zur Begutachtung herangezogen, wobei sogar Nobelpreisträger Frédéric Joliot-Curie mitwirkte. Trotz des erfolgreichen Giftnachweises wurde Madame Besnard nach Jahren des Prozesses schließlich freigesprochen, da man nicht zweifelsfrei ausschließen konnte, daß das Arsen durch mikrobiologische Vorgänge aus der Friedhofserde in die Toten gelangt war.

Obwohl Arsenik ein recht starkes Gift ist, haben therapeutische Dosierungen positive Auswirkungen auf verschiedene Krankheitsbilder. In Mengen von 0,5 bis 5 mg wurde es z. B. gegen Bleich-

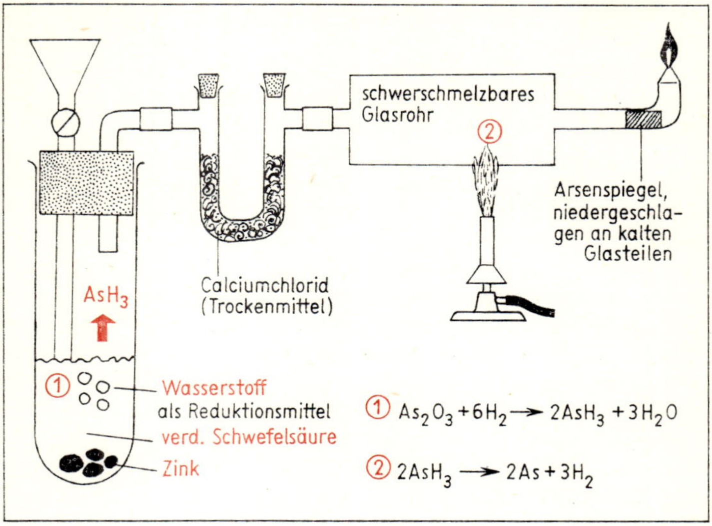


Abb. 6 Einfachster Aufbau eines Marsh-Testes auf Arsen

sucht, Rachitis, Nervenschmerzen, nervöses Asthma, körperliche Schwäche- und nervöse Erschöpfungszustände mit Erfolg verabreicht. In der Zahnheilkunde hat man vielfach 0,5 bis 1 mg zur Abtötung eines Zahnes verwendet. Bereits der arabische Arzt Abu Bekr er Razi (850–923) empfahl Arsenik als Arznei bei Blutarmut, Nerven- und Hautkrankheiten.

Im Mittelalter verabreichten mit Pferden handelnde Zigeuner heruntergekommenen Gäulen vor dem Verkauf Arsenik, um einen feurigen Blick, glattes Haar und ein volleres Aussehen zu erreichen.

In den nördlichen und nordwestlichen Teilen der Steiermark, Tirols und im Salzkammergut gab es noch in diesem Jahrhundert unter Bergsteigern, Holzfällern und Waldhütern Arsenikesser, die jeweils nach ein bis zwei Wochen in langsam gesteigerten Dosen Arsenik aufnahmen, um dem schweren Leben der Berge leichter gewachsen zu sein. Nach längerer Gewöhnung sollen sie bis zu 0,4 g (d. h. das Vierfache der normal tödlichen Dosis) auf einmal zu sich genommen haben. Eine solche »Gewöhnung« war jedoch nur bei dem oral aufgenommen Arsenik zu beobachten. Bei Einspritzung nur eines Bruchteiles oder nach oraler Gabe einer leichtlöslichen Arsenverbindung erkrankten diese Personen sofort heftig. Das zeigt, daß es sich um eine sogenannte Resorptionsimmunität handeln muß, d. h., die Darmwand verhindert das Eindringen des Arseniks in den Körper. Die Arsenoxide sowie die Säuren stehen heute auch auf der Liste der Substanzen, die erfahrungsgemäß beim Menschen bösartige Tumoren hervorrufen. In den zwanziger und dreißiger Jahren wurden arsenhaltige Spritzmittel im Weinbau als Insektizide und Fungizide verwendet. Mangelnde Reinigung der Früchte durch Regen oder Wäsche haben oft zu hohen Arsengehalten von 10 mg/l und mehr in der ersten Ernte, dem »Haustrunk«, geführt, und zahlreiche chronische und z. T. tödlich verlaufende Vergiftungen wurden bekannt. Ohne einen ursächlichen Beweis führen zu können, fand man bei den Moselwinzern vermehrt Leber- und Bronchialkrebse.

Immer wieder tauchten Gerüchte und Meinungen auf, daß Napoleon nicht eines natürlichen Todes gestorben sei. Die von Augenzeugen überlieferten Symptome seines Leidens sprechen für eine Arsen-Quecksilber-Vergiftung. Die Beseitigung unliebsamer Zeitgenossen durch Arsen-Quecksiber soll besonders am Hofe Ludwigs XIV. in hoher Blüte gestanden haben. Dazu verabreichte man dem Opfer über längere Zeiträume kleine, schließlich zu verschiedensten Krankheitssymptomen führende, nicht aber akut tödliche Arsendosen. Das hervorgerufene Krankheitsbild war für den behandelnden Arzt meist recht verwirrend, und so rechnete man damit, daß er im Verlaufe der Behandlung auch Kalomel, also Quecksilber(I)-chlorid, das früher gern als Abführ- und harntreibendes Mittel genutzt wurde, geben würde, was zumeist auch geschah. Da Kalomel zunächst an sich ungiftig ist, mußte man dem ausersehenen Opfer dazu noch Mandelmilch verabreichen, um zu einer toxischen Wirkung zu gelangen. Der arsengeschwächte Körper kann einen solchen Giftstoß dann natürlich nicht mehr verkraften.

Nun ist bekannt, daß damals auf St. Helena keine bitteren Mandeln vorhanden waren und daß solche am 25. April extra für Napoleon beschafft wurden. Am 5. Mai starb er. Also lag recht nahe, ein solches oben beschriebenes Vorgehen zu vermuten. Zum Nachweis des Quecksilbers würde man allerdings die Überreste Napoleons benötigen, woran in Frankreich kein Interesse besteht. Was man aber auch ohne diese Überreste nachweisen kann und nachgewiesen hat, ist die Arsenaufnahme in den Jahren vor seinem Tode. Es ist bekannt, daß zahlreiche Elemente und Spurenelemente über die Haare wieder aus dem Körper ausgeschieden werden. Hat man nun Haarproben aus verschiedenen Zeiten und untersucht diese noch von der Wurzel bis zur Spitze bei Kenntnis der normalen Haarwuchsgeschwindigkeit, kann man doch recht exakte Aussagen über aufgenommene Metalle treffen. Nun hatte man hierbei noch besonderes Glück. Zum einen pflegte Napoleon als Beweise seiner besonderen Gunst Haarlocken zu verschenken, deren »Geschichte« oftmals bis heute bekannt ist. Zum anderen wurde Napoleon nach seinem Tode, am 6. Mai, zur Anfertigung einer Totenmaske geschoren und die Haare unter seinen Freunden verteilt, so daß man genügend Material auftreiben konnte. Die Haarproben gelangten 140 Jahre nach seinem Tode ins gerichtsmedizinische Institut der Universität Glasgow, wo sie Spezialisten 24 Stunden lang mit Neutronen eines Kernreaktors beschossen. Das Haar wurde »aktiviert«, d. h. zur Aussendung radioaktiver Strahlen angeregt. Art und Energie der erzeugten Strahlung erbrachten, daß das Haar Napoleons 10,38 ppm Arsen enthielt, während der normale Gehalt bei 0,5 bis 1,3 ppm liegt, also wenigstens zehnmal niedriger. Auch die Verteilung des Arsens über eine Haarlänge von 9 cm wurde untersucht. Nach Auswertung aller Ergebnisse konnte man schließlich sicher sagen, daß Napoleon in den Jahren von 1816 bis zu seinem Tode in Intervallen häufig Arsen zu sich genommen haben mußte. Die Periodizität der gemessenen Giftkonzentrationen stimmt mit den überlieferten Schilderungen der »Krankengeschichte« überein. Damit ist zwar kein Mörder überführt, aber immerhin ein interessanter Fakt mit modernen Methoden nachgewiesen worden.

Kriminalromanlesern wird auch das Cyankali nicht unbekannt sein und auch nicht sein charakteristischer bittermandelartiger Geruch, herrührend von freigesetzter Blausäure, deren Kaliumsalz es darstellt. Bei oraler Aufnahme wird aus den gut wasserlöslichen Alkalicyaniden durch die Magensäure quantitativ Blausäure freigesetzt, der eigentlich wirkende Giftstoff. Auch offenstehende Flaschen mit Alkalicyaniden können gefährlich werden, ist doch die Kohlensäure der Luft in der Lage, die Alkalicyanide unter Bildung von Blausäure in Soda oder Pottasche zu verwandeln. Als tödliche Dosis gelten für KCN etwa 0,15 g.

Worauf beruht nun die Wirkung im Organismus? Blausäure führt zu einer Blockierung des für die Gewebsatmung unentbehrlichen dreiwertigen Eisens des Atmungsenzyms Cytochromoxydase, so daß kein Sauerstoff mehr aus dem Hämoglobin des Blutes in die Gewebe übertragen werden kann und $CO_2$ nicht abtransportiert wird, wodurch eine rasche »innere Erstickung« eintritt. Größere Mengen Blausäuregas töten unter Atemnot und Krämpfen in wenigen Sekunden. Trotz dieser Gefährlichkeit wurde gasförmige Blausäure – als man noch keine besseren Mittel kannte – auch in der Schädlingsbekämpfung eingesetzt, in Kalifornien (USA) beispielsweise Tausende von Tonnen zur Bekämpfung der Schildlaus in Orangen- und Zitronenplantagen.

## *Von Quecksilber-, Blei- und anderen Schwermetallverbindungen*

Von den vielfältigen Gefahren der Schwermetalle bzw. deren Verbindungen können wir nur einige Beispiele herausgreifen. Eine Reihe von Verbindungen fällt als Zwischenprodukt oder Emission bzw. Abfall der chemischen und metallverarbeitenden Industrie oder aus Verbrennungsprozessen an.

Eine sehr interessante Diskussion ist gegenwärtig der internationalen naturwissenschaftlichen Literatur zu entnehmen. Verschiedene Autoren vertreten heute die Meinung, daß Isaac Newton, der seit 1692 an schwerer Schlaflosigkeit, Verstopfung, Gedächtnisschwund, Depressionen und Verfolgungswahn litt, Opfer einer chronischen Schwermetallvergiftung war. Die Symptome sprechen dafür. Außerdem ist bekannt, daß Newton jahrelang besonders mit Blei, Arsen, Antimon und Quecksilber experimentierte, die er, der Zeit entsprechend, in weit offenen Gefäßen erhitzte und umsetzte, wobei er mit Sicherheit toxischen Schwermetalldämpfen ausgesetzt war. Seine Bücher berichten in 108 Eintragungen auch über den Geruch und den Geschmack der hergestellten Verbindungen, die er zudem mit der Hand verrieb. Es waren also alle Wege (inhalativ, oral, dermal) in den Körper offen! Im übrigen hatte er seine gesamte Wohnung mit Zinnoberrot (Quecksilbersulfid) streichen lassen, was ihn einer weiteren Schwermetallverbindung aussetzte. In zwei Haarproben aus dem Besitz seiner (heutigen!) Verwandtschaft fand man noch extreme Konzentrationen an Blei, Antimon und Quecksilber.

Schwermetallionen sind in der Lage, Verbindungen mit SH-Gruppierungen einzugehen, den charakteristischen Gruppen von Proteinen, besonders zahlreichen Enzymen, für deren Funktion sie von essentieller Bedeutung sind (z. B. Hexokinase, Transaminase, Hydrolasen, vgl. Tab. 2). Dadurch wird ihre Funktionsfähigkeit blockiert, was zu vielfältigsten Störungen führen kann. So hemmen Bleiverbindungen unter anderem die Porphyrinsynthese, was letzten Endes zur Anämie führt (vgl. Abb. 7); besonders gefährlich sind chronische Bleivergiftungen. Akute Erkrankungen kommen kaum vor, da die Resorption langsam, die Speicherung rasch erfolgt. Blei wird von allen Schleimhäuten, lipoidlösliche Bleiverbindungen werden auch durch die äußere Haut resorbiert. Der

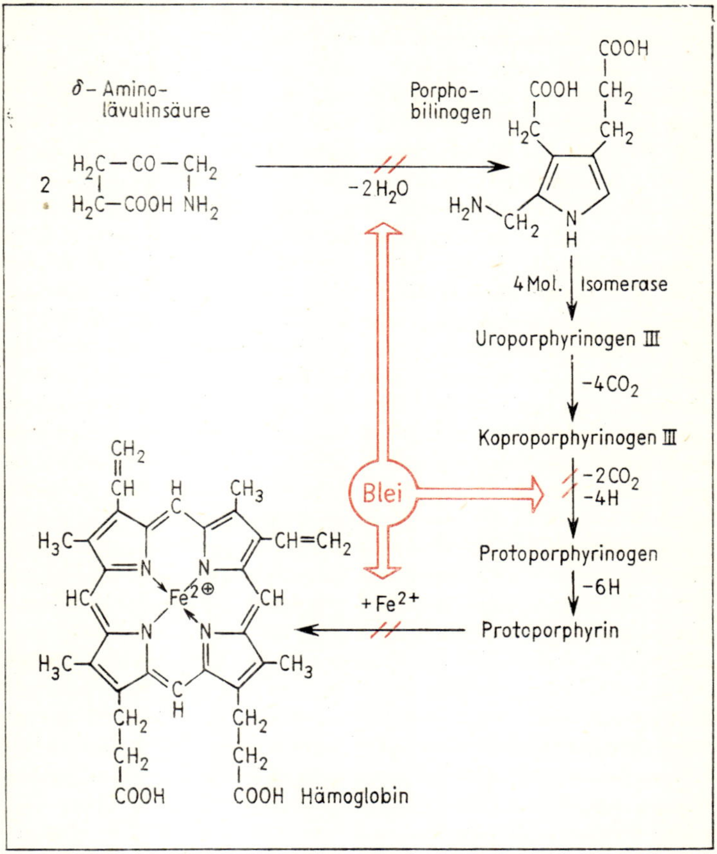


Abb. 7 Bleiverbindungen können an verschiedenen Stellen störend in die Synthese des körpereigenen Hämoglobins eingreifen (nach Henschler).

größte Teil des resorbierten Bleis wird im Organismus speziell in den Knochen gespeichert, und es kann zur kumulativen chronischen Bleivergiftung kommen. Trotz der schlechten Resorbierbarkeit sind auch akute Bleivergiftungen bereits aus dem Altertum bekannt. im letzten Jahrhundert fanden Bleiweiß – $Pb(CO_3)_2$-$(OH)_2$ – als Farbstoff und Mennige ($Pb_3O_4$) als Rostschutz Verwendung. Organische Bleiverbindungen wie Bleiacetat wurden medizinisch genutzt (Bleipflaster). Zur Vergiftung größerer Menschengruppen soll es mitunter auch durch die Verwendung von

Bleirohren in der Trinkwasserversorgung gekommen sein, wenn bestimmte Bedingungen wie lange Verweilzeiten, hochsommerliche Temperaturen, saure Wasserbestandteile (z. B. Huminsäuren, wie sie in vielen Grundwässern anzutreffen sind) zu hohen Konzentrationen an gelöstem Blei geführt haben. So sind 1880 in Dessau und 1930 in Leipzig derartige gesundheitliche Störungen beobachtet worden. In früheren Zeiten waren Mühlsteine z. T. mit Blei ausgegossen und haben zu starker Verunreinigung des Mehles mit Vergiftungsfolgen geführt. Bleisilikate waren (und sind z. T.) in Glasuren von Töpferwaren enthalten, aus denen sie durch saure Speisen in gefährlichen Konzentrationen herausgelöst werden können. Die heutigen Gefahren liegen jedoch nahezu ausschließlich in den Verbrennungsprodukten der Bleizusätze (Bleitetraethyl) der Kraftstoffe, meist Chlorid-, Oxid- oder Carbonataerosole, wobei die moderne Toxikologie von einem »normalen Untergrund« in der Umwelt ausgehen muß; denn Blei ist ein ubiquitär verbreitetes Element. Zu beachten ist jedoch, daß in unmittelbarer Nähe von stark befahrenen Landstraßen und Autobahnen geerntete Produkte beträchtliche Bleimengen enthalten können.

Auch chronische Cadmiumvergiftungen können zu Anämie, Knochendefekten sowie Lungen- und Nierenschäden und Schädigungen der Keimzellen führen. Hier sind allerdings auch akute Vergiftungen häufiger, da das Element schneller resorbiert und langsamer gespeichert wird als Blei. Neben der SH-Blockade greift Cadmium in die Synthese energiereicher Phosphorverbindungen ein. Im Tierversuch erwies sich Cadmium als cancerogen. Orale Aufnahme von Cadmiumsalzen, die bei der längeren Einwirkung saurer Speisen auf ältere Eß- und Kochgeschirre möglich ist, kann schwere Magen- und Darmreizungen zur Folge haben. Schon 40 mg Cadmium können tödlich sein. Inhalation von Cadmiumstäuben oder -dämpfen bewirkt nach 12 bis 26 Stunden schwere Lungenödeme und Bronchopneumonien. Dies ist z. B. beim Schweißen und Schneidbrennen cadmiumhaltiger Legierungen zu beachten.

In einigen japanischen Dörfern, die an einem Fluß 50 km flußabwärts eines stillgelegten Zinkbergwerkes liegen, wurde bei den Bewohnern ein Schrumpfen des Skeletts um bis zu 30 cm beobachtet. Genauere Untersuchungen erbrachten ein Ausschwemmen der Calciumionen aus den Knochen. Dieses Krankheitsbild ist heute als Itai-Itai-Krankheit bekannt. Hervorgerufen wurden diese Symptome durch die chronische Aufnahme von Cadmiumsulfat im ppm-Bereich, das aus den Abraumhalden des Zinkbergwerkes ausgewaschen wurde. Das Krankheitsbild tritt nach fünf bis zehn Jahren, in Extremfällen nach bis zu dreißig Jahren auf.

Das Arsenik hatten wir bereits kennengelernt. Besonders aktiv sind die Verbindungen des dreiwertigen Arsens; akute Vergiftungen führen zu einer starken Gewebszerstörung, beruhend auf Kapillarschädigung, wobei nach oraler Aufnahme choleraähnliche Brechdurchfälle einsetzen. Bei chronischen Vergiftungen werden zahlreiche Stoffwechselvorgänge gehemmt, und bösartige Tumoren können entstehen. Arsenverbindungen werden resorbiert und für längere Zeit in allen Geweben, besonders in Leber, Niere, Haaren und Nägeln, gespeichert.

Akute Vergiftungen durch Quecksilbersalze führen zum Harnstau mit Harnvergiftung, zu Entzündungen des Magens und des Dickdarms sowie zu Darmgeschwüren, chronische Vergiftungen besonders zu Schäden des Nervensystems. Quecksilber ist den Menschen seit frühester Zeit bekannt. Die ältesten Spuren fand man in einem von Schliemann in einer ägyptischen Grabstätte aus dem 16. bis 15. Jahrhundert v. u. Z. entdeckten Gefäß. Während der Römerzeit wurden im Zinnoberbergwerk von Almaden hauptsächlich Sklaven eingesetzt, deren Quecksilbervergiftung von Plinius als Sklavenkrankheit bezeichnet wurde. Da man die Schädlichkeit der Arbeiten im Bergwerk kannte, forderte Plutarch, nur kriminelle Sklaven einzusetzen. Im 4. Jahrhundert bezichtigte Ausonius die römischen Frauen in einer Schrift, Quecksilber zur Beseitigung eifersüchtiger Gatten zu benutzen. Auch die Mächtigen des mittelalterlichen Venedig, die durch zahlreiche Giftmorde traurige Geschichte machten, sollen Quecksilberdämpfe, die ja nicht wahrnehmbar sind, zur »Ausschaltung« unliebsamer Zeitgenossen »geschätzt« haben. Etwa ab 1500 begann auch die manufakturelle Spiegelherstellung durch Quecksilberbelag; sie blieb bis zur Mitte des 18. Jahrhunderts die einzige Methode. Ramazzini berichtet über die Spiegelhersteller auf der Insel Murano: »Die Arbeiter blicken wider ihren Willen in die von ihnen hergestellten Spiegel, sehen dort ihr eigenes Elend und verwünschen ihr Gewerbe.« Zur Zeit der Französischen Revolution soll vor allem Quecksilbersublimat ($HgCl_2$) als Selbstmordgift genommen worden sein. Mit der Industrialisierung im 19. Jahrhundert fanden immer mehr Quecksilberverbindungen Eingang in verschiedene Produktionsprozesse. 1830 führte Liebig beispielsweise das Knallquecksilber – $Hg(NCO)_2$ – als Initialzünder für Zündkapseln ein. Gerade durch diese Verbindung litten während der Weltkriege zahlreiche Frauen, die in derartigen Betrieben arbeiten mußten, an akuter Entzündung des Gesichtes und der Hände. Auch Massenvergiftungen durch Quecksilber wurden bekannt; so erkrankten 1803 als Folge eines Grubenbrandes im jugoslawischen Bergwerk Idria 900 Arbeiter und Anwohner an Quecksilberzittern. Wie eine Reihe anderer Gifte wurden auch Quecksilberverbindungen als Heilmittel eingesetzt, in China bereits um 3000 v. u. Z. zur Leprabehandlung. 1529 gab Paracelsus in zwei Schriften an, die sich mit der »Lustseuche« befaßten – beherrscht von astrologisch-medizinischem Gedankengut (daß nämlich die Pfeile der Venus die Schuld an der epidemischen Syphilis trügen, die daher durch die Kräfte des Merkurs [Mercurium = metallisches Quecksilber] zu bekämpfen sei) –, Quecksilber zur Behandlung der Lues einzusetzen, und zwar in Salbenform (33 % feinverteiltes Quecksilber in Schweinefett). Dadurch dürften zahlreiche Vergiftungen vorgekommen sein. Im 19. Jahrhundert fanden andere Quecksilberpräparate (z. B. Kalomel, $Hg_2Cl_2$) verschiedene Anwendung.

Das Vergiftungsbild der organischen Quecksilberverbindungen unterscheidet sich erheblich von dem des elementaren Quecksilbers und der anorganischen Quecksilberverbindungen. Schon 1916 beschrieb Zagger Wirkungen auf das Nervensystem. Organische Verbindungen des Quecksilbers fanden seit etwa 1914 breiten Einsatz als Saatgutbeizmittel. Schwerste Vergiftungsfälle traten 1956 im Irak nach dem Genuß von Brot, das aus mit Ethylquecksilber-p-toluensulfanilid gebeiztem Getreide gebacken war, auf.

Von mehr als hundert Vergiftungsfällen verliefen mindestens vierzehn tödlich. Derartige Massenvergiftungen (200 Personen) wiederholten sich 1960 sowie 1972 durch mit Methylquecksilberpräparaten gebeiztes Saatgut. Von 5 600 vergifteten Menschen starben 270, also 5 %. Schlagzeilen machte auch die sogenannte Minamatakrankheit, die erstmals 1953 unter den Anwohnern der Minamatabucht in Japan auftrat und sich später wiederholte. 1960 verstarb die Mehrzahl von 83 betroffenen Personen. Als Ursache ermittelte man den Genuß von Fischen aus der Minamatabucht, die organische Quecksilberverbindungen enthielten. Aus einer mittlerweile stillgelegten Acetylenfabrik waren quecksilberhaltige Katalysatoren in einen Fluß gelangt, der in die Minamatabucht mündet. Die anorganischen Quecksilberverbindungen können mikrobiell in organische umgewandelt werden (vgl. Abb. 8). Auf die unterschiedliche Wirkung bzw. Giftigkeit verschieden gebundenen Quecksilbers sind wir bereits im Einleitungskapitel eingegangen. Aber auch solche an sich ungiftigen Verbindungen wie Kalomel können u. U. im Darm unkontrolliert zum resorbierbaren zweiwertigen Quecksilberchlorid (Sublimat) umgewandelt werden, das zu den stärksten Ätzgiften gehört und von dem 0,2 bis 1 g für den Erwachsenen tödlich sind.

Wir müssen uns jedoch darüber im klaren sein, daß wir es mit

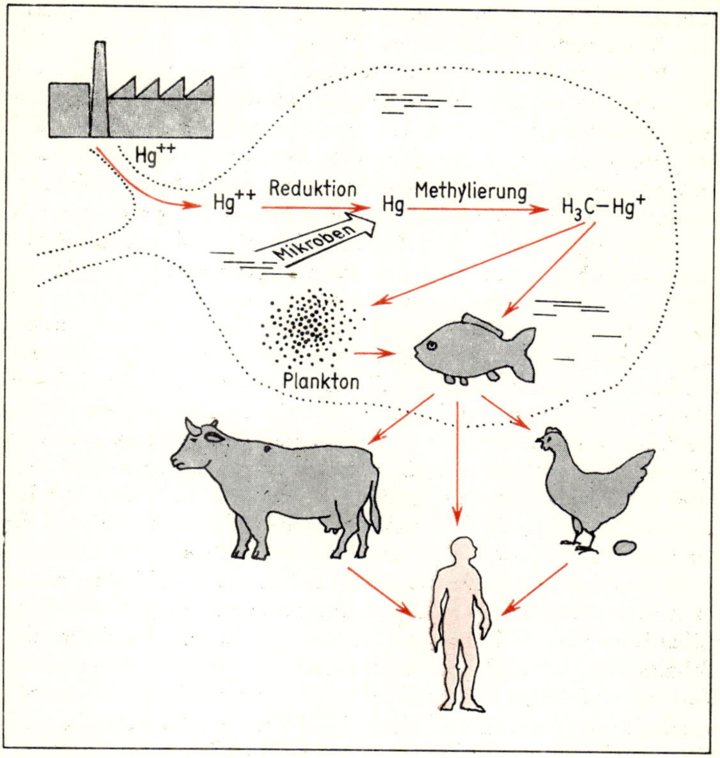


Abb. 8 Mögliche Wege von Quecksilberabfällen: Ionisches Quecksilber wird zum Element reduziert, mikrobiell methyliert und in der Nahrungskette angereichert.

einem ubiquitären Spurenelement zu tun haben, so daß auch in ganz normalen Nahrungsmitteln bis zu 0,1 mg/kg Quecksilber enthalten sind.

Im Mittelalter stellte man aus dem Erz Beryll Brillen her. Heute sind Beryllium und seine Verbindungen unersetzliche Werkstoffe, beispielsweise in der Luft- und Raumfahrt sowie für Instrumente der Neutronen-, Röntgen- und Strahlentechnik. Bei der Verarbeitung sind strenge Sicherheitsmaßnahmen geboten; denn Beryllium und seine Verbindungen rufen schwere Erkrankungen hervor, wenn sie inhalativ in Form von Stäuben und Dämpfen oder als Lösungen aufgenommen werden. Über einen der ersten

Vergiftungsfälle berichtet die medizinische Literatur des Jahres 1933. Man machte jedoch, da es sich um einen Arbeiter der Berylliumfluoridextraktion handelte, noch das Fluor für die Wirkung verantwortlich. So richtig aufmerksam wurde man mit steigender Berylliumproduktion erst in den vierziger Jahren, wobei die Aussagen noch bis etwa 1950 recht widersprüchlich waren. 1943 diskutierte man in den USA und in Deutschland bereits die Anerkennung der von Beryllium hervorgerufenen Lungenschäden als entschädigungspflichtige Berufskrankheit, während andere Publikationen noch über eine völlige Harmlosigkeit berichteten. Heute kennt man die schweren akuten und chronischen Lungenschäden durch Inhalation, aber auch schwere Hauterkrankungen, besonders bei Vordringen der Stoffe in kleinere Hautwunden. Im Tierversuch wurde ferner nachgewiesen, daß die Inhalation berylliumhaltiger Dämpfe bei Tieren mit hoher Sicherheit zu Lungenkrebs führt. Berylliumvergiftungen sind eigentlich nur berufsbedingt bekannt geworden, wenngleich auch in verschiedenen Nahrungs- und Genußmitteln recht ansehnliche Berylliummengen gefunden wurden (Kopfsalat 0,33 $\mu$g Be/g Trockensubstanz; Tomaten 0,24 $\mu$g; Zigarettentabak 0,47–0,74 $\mu$g; Zorn und Diem 1974).

Nahezu bei allen Schwermetallen bzw. deren Verbindungen kann man eine bestimmte Giftwirkung finden. Ein paar Beispiele sollen dieses Kapitel abrunden. Interessant ist unter anderem das Cobaltsulfat ($CoSO_4$), das in den sechziger Jahren in den USA, Kanada und Belgien dem Bier als Schaumstabilisator zugesetzt wurde (1 mg/l). Da dies in vielen Fällen zu gastroenteritischen Erscheinungen, aber auch zur toxischen Herzmuskeldegeneration geführt hat (mit einer Mortalität bis zu 40 %!), mußte man es verbieten. Auch Cobaltsalze erwiesen sich im Tierversuch parenteral (nicht über den Verdauungskanal) als cancerogen.

Aus dem Manganbergbau sind chronische Manganvergiftungen (Manganismus) bekannt, die sich in verschiedenen neurologischen Störungen wie Parkinsonismus, Maskengesicht, Zwangslachen und -weinen, Gedächtnisstörungen äußern.

Bekannt sind auch Übelkeit, Erbrechen, Durchfälle und Leibschmerzen nach dem Genuß von sauren Speisen, die in Zinkgefäßen aufbewahrt wurden. Die gebildeten leichtlöslichen Salze Zinksulfat und Zinkchlorid haben lokale Wirkungen auf den Magen-Darm-Trakt; in höheren Konzentrationen wirken sie auch eiweißfällend und schädigen die Darmschleimhautzellen.

Seit den zwanziger Jahren ist Thallium(I)-sulfat als Rattengift gebräuchlich. Zahlreiche Selbstmorde und Morde gehen auf sein Konto. Ab 1 g ist es beim Erwachsenen tödlich. Thalliumverbindungen werden rasch resorbiert und wirken als Epithel- und Nervengifte, wobei der exakte Wirkungsmechanismus noch im dunkeln liegt, wenngleich im Reagenzglas eine Sulfhydrylblockade nachgewiesen ist. Die eigentlich toxische Form ist die einwertige, aber auch die dreiwertige wird im Organismus zu dieser reduziert.

Von praktischem Interesse sind für den Toxikologen Verbindungen, in denen Chromium in seiner sechswertigen Form vorliegt. Chromat- und Dichromatlösungen wirken akut stark ätzend, wobei 2 bis 5 g tödlich sein können. Chromatstäube erzeugen auf den Schleimhäuten des Atemtraktes schlecht heilende Geschwüre und Nasenseptumperforationen mit schlechter Heilungstendenz. Chromat ist ein krebserregender Stoff; zahlreiche Bronchialkrebse sind bei Chromatarbeitern gefunden worden.

Auf »strahlende« Gifte, d. h. radioaktive Metalle, können wir hier nicht näher eingehen. Einige haben Bedeutung als Diagnostika und Therapeutika oder als Abfälle beim Betrieb von Kernreaktoren und als »fall out« nach Kernwaffenversuchen, die von einigen Staaten immer noch praktiziert werden. Die schädigende Wirkung wird durch die radioaktive Strahlung dieser Elemente bzw. Isotope bewirkt, die das genetische Material der Zellen empfindlich trifft mit der Folge der Entstehung maligner Tumoren (Cancerogenese) oder/und einer Erbgutänderung (Mutagenese). Neben der Art und Intensität der Strahlung haben auch Applikationsform, Verweildauer im Organismus, Zerfallszeit und die spezifische Verteilung im Organismus große Bedeutung für die Wirkung. Eines der gefährlichsten »strahlenden« Gifte ist das Plutonium-239, das hauptsächlich durch seine starke $\alpha$-Strahlung, kombiniert mit einer langen Verweilzeit im Organismus, schädigt, wobei es sich an bestimmten strahlungsempfindlichen Stellen des Knochengewebes stark anreichert. Durch die intakte Haut und oral werden nur sehr geringe Plutoniummengen aufgenommen, während die Inhalation von Aerosolen äußerst gefährlich ist. Pu-239 entsteht zum einen während des Uranabbrandes im Kernreaktor, zum anderen wird es selbst als Kernbrennstoff eingesetzt.

# Gifte im Tierreich

## *Vom Tarantismus bis zum Cantharidenpulver – aus der Geschichte tierischer Gifte*

Tiere und vor allem Gifttiere spielten schon in der Medizin des Altertums eine gewichtige Rolle, wenngleich sehr oft mystizistisch verklärt, übertrieben und mitunter auch nach völlig falschen Vorstellungen. So wurden viele Krankheiten, besonders akute Infektionskrankheiten, auf phantastische oder wirkliche Tiere als Sendboten höherer Mächte zurückgeführt. Im alten Ägypten galten Schlange und Wurm allgemein als Symbole der Krankheit, später wurden unter anderem die Tollwut auf einen unter der Zunge befindlichen Wurm zurückgeführt, der Tarantismus, die sogenannte Tanzwut (eine oftmals epidemische Nervenerkrankung im Mittelalter), auf die für den Menschen ungefährliche Tarantel (eine Wolfsspinnenart) und die Pocken auf den Stich eines Insektes.

Oft ging man dabei so weit, daß man verschiedenen Tieren zuschrieb, nicht nur durch ihren Biß, Stich oder durch Verzehr zu wirken, sondern durch ihren Blick, ihren Atem oder ihre Ausdünstungen zu töten. Besondere Auswüchse hatte die Phantasie im Mittelalter. Ambroise Paré (um 1510–1590) veröffentlichte 1552 in Paris ein Werk, in dem sich die sonderlichsten Abbildungen finden, so unter anderem die eines gekrönten Basilisken, einer Eidechsenart, die nach Parés Angaben »der König sämtlicher Schlangen sein soll und dessen Kopf mit einem Diamanten geziert war«. Der Atem sollte nicht nur für Menschen tödlich sein, sondern selbst für Pflanzen.

Viele bekannte Tatsachen wurden mit maßlos übertriebenem Beiwerk ausgeschmückt. So berichtete der um 100 v. u. Z. lebende Nikander (Theriaka, Vers 805–836), daß der Stachel des Stech-

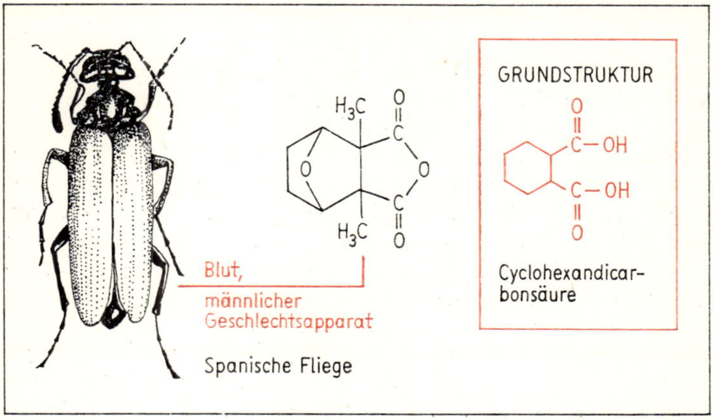


Abb. 9 Das Cantharidin der Spanischen Fliege *(Lytta vesicatoria),* Derivat einer Cyclohexandicarbonsäure

rochens nicht nur schmerzhafte Wunden erzeuge, sondern, in einen Baumstamm eingebohrt, alle Wurzeln und Blätter abstürben, »als hätte ihn die Sonne mit ihren Strahlen verdorrt«, »mag derselbe auch noch so kraftvoll grünen und blühen. Beim Menschen aber fault das Muskelfleisch und siecht dahin. Es geht die Sage, daß Odysseus durch den unseligen Stachel des Rochens getroffen wurde und so zugrunde ging.«

Der Giftmord durch tierische Gifte spielt in der Geschichte kaum eine Rolle, wenngleich dies bei einigen Naturvölkern durchaus der Fall sein kann. So wird von R. Schomburgk berichtet, daß bei einigen südamerikanischen Stämmen Mord an Feinden in der Weise geübt würde, daß man diese im Schlaf überfalle und ihnen den Giftzahn einer dort heimischen Schlange in oder durch die Zunge bohre. Eine gewisse Rolle in der Kriminalgeschichte spielt das Cantharidin (vgl. Abb. 9), das aus verschiedenen zur Familie der Pflasterkäfer gehörenden Arten gewonnen wurde, am bekanntesten die in Südeuropa und Asien lebende Spanische Fliege *(Lytta vesicatoria).* In getrocknetem Zustand stellte dieser Käfer das offizielle Präparat »Cantharides« der deutschen Pharmakopöe des 19. Jahrhunderts dar. Enthalten ist das Gift vor allem im Blut und den Nebendrüsen des männlichen Geschlechtsapparates. Die entzündungserregende und blasenziehende Eigenschaft der Spanischen Fliege und ihrer Verwandten erregte schon die Aufmerksamkeit der alten Griechen und Römer; denn sowohl Aristoteles und Hippokrates als auch Plinius berichteten über diese Käfer, ihre Heilkraft und ihre Giftigkeit. Die Inkas verwendeten das Blut einer Pflasterkäferart zur Entfernung von Warzen und Hühneraugen. Vor allem die Giftwirkung war im Altertum allgemein bekannt, nutzte man sie doch sogar teilweise anstelle des Schierlingsbechers zur Hinrichtung der zum Tode Verurteilten. Eine andere Rolle spielten diese Käfer als geschätztes Aphrodisiakum in sogenannten Liebestränken, da man ihnen eine den Geschlechtstrieb steigernde Wirkung zuschrieb. Als besondere Meisterinnen in der Zubereitung derartiger Getränke galten im Altertum die thessalischen Weiber, aber auch im Mittelalter war der Glaube an deren Wirksamkeit allgemein verbreitet (Tristan und Isolde). Dies setzt sich bis zur Mitte des 18. Jahrhunderts fort und ist auch später immer wieder in dieser oder jener Form zu finden, besonders in Italien (Diabolini di Napoli), Frankreich (Pastilles galantes, Pastilles à la Richelieu) und England (love powder). Solche Getränke sind nicht ungefährlich, und Vergiftungen mit Canthariden waren keinesfalls selten. In der »Statistique criminelle« von Brunet werden für Frankreich allein für das Jahr 1847 und einige Jahre vorher zwanzig Morde oder Mordversuche mit Canthariden beschrieben. Bekannt geworden ist vor allem die »Affaire Poirier«, in der Cantharidenpflaster der Suppe beigemischt worden war. Der Leibarzt des Schahs von Persien, Louis André Ernest Cloquet (1818–1856), soll sich durch eine Verwechslung von Cantharidenpulver mit einem Gewürz tödlich vergiftet haben.

Die chemische Struktur wurde endgültig erst im Jahre 1914 durch Gadamer geklärt (s. Abb. 9). Cantharidin ist ein ausgesprochenes Zellgift; charakteristisch ist die starke Nierenschädigung, die zur Zerstörung des gesamten Kanälchensystems führen kann.

Selbstmorde durch tierische Gifte sind in der Geschichte recht selten. Sehr bekannt ist allerdings der Tod Kleopatras durch Schlangenbiß vermutlich einer *Naja*-Art (Kobra). Diese Schlange soll im alten Ägypten für Hinrichtungen üblich gewesen sein, später auch noch in der Türkei. Einer Reihe von Naturvölkern haben tierische Gifte als Pfeilgifte gedient, worauf wir am konkreten Beispiel noch zurückkommen werden. Schon Ovid (Metamorphosen IX, 158) erzählt, daß die Pfeile des Herkules mit dem Gift der lernäischen Schlange getränkt waren.

Schließlich sind Vergiftungen durch tierische Gifte auch dadurch aufgetreten, daß man einige als Medizin verwendete. So war es im vergangenen Jahrhundert in manchen Gegenden Amerikas üblich, das Klapperschlangengift gegen Lepra, Diphtherie und fieberhafte Erkrankungen anzuwenden, was oftmals tödlich ausging.

Die hauptsächliche Quelle der Vergiftung des Menschen durch tierische Gifte war und ist die »zufällige« Vergiftung durch Biß oder Stich giftiger Tiere oder durch Verzehr.

Sehr vielgestaltig ist die Art der giftigen Tiere, sehr vielgestaltig auch die Art der Gifte und Giftwirkungen, ebenso der Sinn des Giftes für das Tier. Wir Menschen identifizieren mit dem Begriff »Gifttiere« oftmals nur sehr einseitig die Schlangen, Skorpione und Spinnen, letztere oftmals zu Unrecht, da es nur sehr wenige Arten gibt, die dem Menschen gefährlich werden können, und vielleicht noch die Bienen, Wespen und Hornissen wegen der schmerzhaften Stiche. Dies ist jedoch nur ein winziger Ausschnitt aus der großen Palette der Tiere, die giftige Stoffe produzieren. Mit Ausnahme weniger niedermolekularer Verbindungen (Adrenalin) sind die Gifte dieser allgemein bekannten Tiere hochmolekulare Peptide und Proteine, eine Reihe davon mit Enzymcharakter (wie Proteasen und Phospholipasen) mit recht komplexer Struktur. Der Enzymcharakter einiger Inhaltsstoffe tierischer Gifte wurde 1843 erstmalig von L. Bonaparte beschrieben. Er meinte im Kreuzottergift ein dem Ptyalin ähnliches Enzym gefunden zu haben, das er als Viperin bezeichnete. Aber erst im Jahre 1939 erschien die erste zusammenfassende Arbeit (von Kellaway), die sich genauer mit den enzymatischen Prozessen im Zusammenhang mit der toxischen Wirkung tierischer Gifte befaßte. Zu den häufigsten Enzymen gehören die Phospholipasen, die in der Lage sind, fettähnliche Substanzen, die mit Phosphorsäure verestert sind (Phospholipoide), zu spalten. Derartige Phospholipoide bilden auch die Membran der roten Blutkörperchen, so daß es zur Hämolyse kommt. Weitere Enzyme, die andere organische Phosphorverbindungen spalten, können enthalten sein. So gehören zu den Polyphosphatasen Enzyme, die die phosphorhaltigen Energielieferanten für die Muskeltätigkeit (Adenosintriphosphat) spalten und unwirksam machen können. Diese Enzyme spielen eine Rolle bei der Auslösung von Schockzuständen, die immer von einer Erschöpfung energiereicher Phosphatverbindungen begleitet sind. Eine andere Gruppe sind die Cholinesterasen, die den Überträgerstoff der Nervenimpulse auf die Muskulatur (Acetylcholin u. a. Ester) spalten, sowie eine Reihe weiterer Enzyme. Zudem wurde in einer Reihe tierischer Gifte der sogenannte spreading factor (1936, Duran – Reynals) gefunden, der später (1940) von Chain und Duthie als das Enzym Hyaluronidase identifiziert wurde und die Aufgabe hat, die Ausbreitung des tierischen Giftes im Bindegewebe des Opfers zu fördern. Viele Gifte enthalten auch proteolytische (eiweißspaltende) Enzyme und solche, die die Blutgerinnung aktivieren oder hemmen. Die Wirkung des Eiweißabbaus zeigt sich in starken Nekrosen um die Einwirkungsstelle des Giftes, zudem in der Zerstörung kleinerer Gefäße mit lokalen Blutungen.

Insgesamt kann die Wirkung der Enzyme so bewertet werden, daß sie zumeist die Toxizität der im Gift enthaltenen Toxine voll zur Entfaltung bringen bzw. potenzieren oder in einem sehr komplexen, noch nicht restlos geklärten Geschehen ineinandergreifen.

Viele der im Tierreich ebenfalls zahlreich und in vielfältigsten chemischen Strukturen vorkommenden niedermolekularen Gifte sind für den Menschen nicht von unmittelbarer Gefahr und daher auch im allgemeinen wenig bekannt. Für die Tiere aber sind sie wichtige Lebensfaktoren, sei es zum Beutefang, zum Schutz der Brut, zum Selbstschutz vor dem Gefressenwerden oder zum Schutz vor bakteriellen Infektionen.

Wie fließend die Grenzen zwischen Gift und Arznei sind, demonstrieren auch viele der tierischen Gifte. So sind die von mittelalterlichen Quacksalbern in ihren Tinkturen und Salben oder von »Hexen« in Zaubertränken verarbeiteten und vom »modernen Menschen« belächelten getrockneten Kröten nicht ohne realen Hintergrund. Seit Jahrtausenden ist im ostasiatischen Raum Ch'an-so oder Sen-so eine aus getrockneten und zerriebenen Krötenhäuten und getrocknetem Hautdrüsensekret bereitete Medizin gegen Herzkrankheiten. Ch'an-so wurde unter anderem gewonnen, indem man der chinesischen Kröte Knoblauch und Papier ins Maul stopfte, wobei sie viel Sekret »ausschwitzte«, das man mit Bambusstäbchen von der Haut kratzte. Auch im Europa des 17. und 18. Jahrhunderts wurden derartige Stoffe in der Herztherapie verwendet – die Digitalisglycoside waren noch nicht bekannt. Schon von Nikander (Alexipharmaka, Vers 567–593) wurde die gemeine Kröte als giftig bezeichnet: ». . . wenn jemand von der Sommerkröte oder von der stummen grünen Kröte einen Trank bekommt, so schwellen die Gliedmaße an, die Atmung ist andauernd beschleunigt und dem Mund entströmt ein übler Geruch.« Lange Zeit glaubte man auch, daß die Kröte ihr Gift durch Biß übertrage.

Ambroise Paré berichtete über einen Vergiftungsfall zweier Kaufleute, die in der Nähe von Toulouse in einer Herberge eingekehrt waren. Sie sollen im Garten Salbei gebrochen und ungewaschen in ihren Wein getan haben, worauf sie bald von Schwindel befallen wurden und in Ohnmacht fielen; es stellten sich Krämpfe ein, der Puls versagte. Nach heftigem wiederholtem Erbrechen und kalten Schweißausbrüchen erfolgte der Tod der beiden Vergifteten. Bei den gerichtlichen Untersuchungen stellte sich dann heraus, daß unter dem Salbeikraut eine große Anzahl von

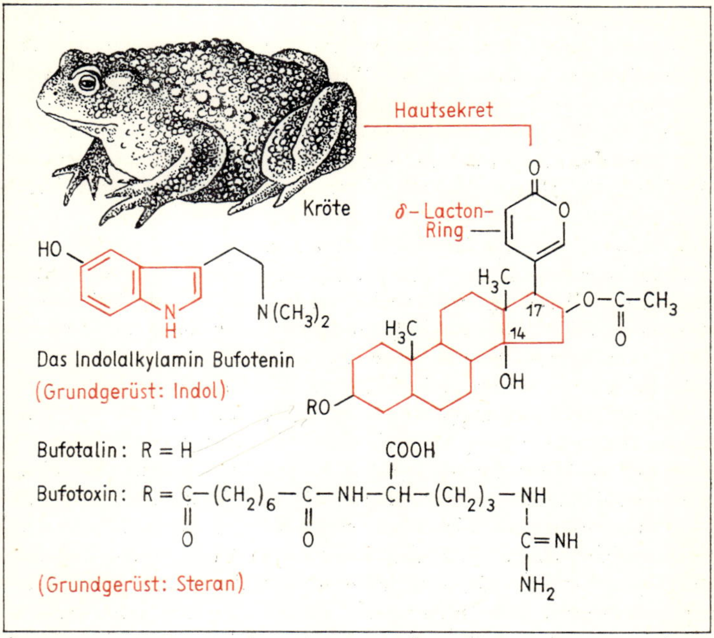


Abb. 10 Indolylalkylamine, Bufotalin und Bufotoxin – Wirkstoffe der Hautdrüsensekrete der echten Kröten *(Bufo sp.)* (vgl. auch Abb. 32)

Kröten vorhanden war, und man schloß daraus, daß das Gift dieser Tiere an den Salbeiblättern gehaftet haben müsse und den Tod der beiden Kaufleute verursacht habe. Auch aus heutiger Sicht erscheint diese Erklärung durchaus möglich, wenn es wirklich so war, daß eine sehr große Anzahl von Kröten ihre Hautsekrete am Salbei abgestreift hat, obwohl bei oraler Aufnahme bedeutend mehr Sekret erforderlich ist als etwa bei anderen Applikationsarten.

Den ersten herzwirksamen Stoff aus Krötengift isolierte Faust im Jahre 1902. Er nannte ihn in Analogie zum Digitalin Bufotalin. Heute weiß man, daß die darin enthaltenen Wirksubstanzen Steroide vom Typ des Bufotalins und Bufotoxins (Bufogenine) sind (Abb. 10); außerdem sind verschiedene Catecholamine wie Adrenalin, Noradrenalin und Dopamin sowie Indolylalkylamine (z. B. Bufotenine) enthalten, die als Krampfgifte wirken. Eine besonders interessante Verbindung ist das aus *Bufo alvarius* gewonnene O-Methyl-bufotenin, das eines der stärksten bekannten Halluzinogene ist. Von südamerikanischen Indianern werden chemisch ähnliche Bufotenine aus Pilzen gewonnen und als Rauschgifte konsumiert.

Bei den Wirkstoffen der Bufotaline handelt es sich chemisch um Steroidgrundgerüste mit einem ungesättigten Lactonring am Fünfring; die Bufotoxine sind Ester der Bufotaline mit Suberylarginin.

Wesentlich für die Herzgiftwirkung dieser Stoffklassen scheint das Strukturelement des ungesättigten Lactonringes zu sein; denn wenn man diesen hydriert, erhält man unwirksame Substanzen. Am Herzen bewirken sie eine Steigerung der Kontraktionskraft, eine Tonussteigerung und Frequenzminderung.

Nach dem Gesagten sind die schon im vergangenen Jahrhundert gemachten Beobachtungen nicht verwunderlich. Im Jahre 1871 bemerkte Domenico Fornara bei seinen Untersuchungen über den eingedickten Milchsaft von *Antiaris toxicaria* (Upas-Baum), einem Moraceen-(Maulbeer-)Gewächs auf Djava, Kalimantan usw., den die Eingeborenen als wirksames Pfeilgift verwendeten, daß er auf Kröten nicht wirkte. Ähnliches hatte schon Vulpian vor ihm festgestellt, als er mit Digitalisinhaltsstoffen des Roten Fingerhutes experimentierte. Die Inhaltsstoffe dieser Pflanzen sind chemisch und von ihrer pharmakologischen Wirkung her den Krötengiften, gegen die ja die Kröte selbst resistent sein muß, sehr ähnlich. Es sind die Glycoside Antiosidin und Antiarin bzw. Digitalisglycoside.

Auch verschiedene Unken und Frösche produzieren Giftstoffe, die Unken *Bombina variegata* und *B. bombina* z. B. blutdruckerhöhend wirkende niedermolekulare Peptide sowie aus der Gruppe der Indolylalkylamine das biogene Amin Serotonin (5-Hydroxytryptamin), das als Neurohormon des Menschen bekannt ist und uns noch als Bestandteil anderer tierischer Gifte begegnen wird. Ähnliche Peptide mit blutdrucksenkender oder hämolytischer Wirkung sowie Indolylalkylamine sind in den Sekreten der Hyliden (Laubfrösche) und Raniden (Echte Frösche) enthalten, d. h. auch in unserem bekannten Teichfrosch.

Nur wenige große Tiergruppen haben keinerlei körpereigene Gifte – z. B. Muscheln, Manteltiere, Krebse, Vögel und Säugetiere (mit wenigen Ausnahmen wie Schnabeltier und Stinktier).

Aber auch das ist eigentlich nur eine Frage der Definition; denn selbst der Mensch besitzt in seinem Organismus in bestimmten sehr geringen Konzentrationen Stoffe, die für ihn einerseits lebenswichtig sind, andererseits aber in höheren Konzentrationen stark toxisch wirken, z. B. biogene Amine wie Adrenalin und Serotonin oder Gallensäuren.

Wir können daher in diesem Rahmen nur auf einige wesentliche Gifttiere eingehen, die für den Menschen von gewisser Bedeutung sind oder für diesen zur Gefahr werden können. Viele »Inhaltsstoffe« oder Sekrete von Tieren wirken auf den Säugetierorganismus erst giftig, wenn sie im Experiment auf unnatürliche Art in den Organismus eingebracht werden, z. B. durch subkutane, intravenöse oder intraperitoneale Applikation von Extrakten bestimmter Tiere oder Tierteile. Andere Tiere haben eine für den Menschen ungefährliche Giftwirkung, z. B. die nordamerikanische Schabenart *Erycotis floridana,* die das insektizide 2-Hexenal produziert, bzw. eine geringe Gift- oder Schmerzwirkung wie der Stich der Bettwanze *(Cimex lecturalius)* oder das Gift der Kraken *(Octopoda),* mit dem allerdings (und das noch regional begrenzt) nur wenige Menschengruppen in Berührung kommen können. Andere Tiere wiederum produzieren ihre Gifte in solcher Zusammensetzung und Dosierung, daß sie beim Menschen therapeutisch wirken, wie der Blutegel *(Hirudo medicinalis),* dessen »Gift« antithrombolytisch wirkt.

Man sieht schon, daß es nötig ist, bei der Besprechung eine Auswahl zu treffen.

## *Primär und sekundär giftige Tiere*

Nach der grundlegenden Funktion des Giftes (Beutefang, Verteidigung des Lebens und Schutz der Brut) richtet sich die Technik der Giftausbringung. Dabei genügt es mitunter schon, daß die Körperoberfläche mit giftigen oder schlechtschmeckenden Sekreten oder Exkreten benetzt ist, wie das bei einer Reihe von Kröten, Schnecken und Blattkäferlarven der Fall ist. Andere Arten enthalten die Giftstoffe im Blut bzw. im Fleisch oder in anderen Körperteilen, wie der japanische Fugu-Fisch. Noch werden auf diesem Gebiet immer wieder neue Phänomene entdeckt. So wurde gefunden, daß die im Roten Meer lebende Schollenart *Pardachirus marmoratus* aus etwa 250 Drüsen an Rücken- und Afterflossen ein milchiges Gift ausscheidet, das in einer Verdünnung von 1 : 5 000 kleine Fische in wenigen Minuten tötet. Es dient zur Verteidigung gegen größere Feinde wie Hai und Barrakuda, auf die es schon über weite Distanzen abstoßend wirkt (Repellantswirkung). Das Gift zerstört rote Blutkörperchen und ist zudem neurotoxisch, kann aber durch Kochen vernichtet werden. Dies ist sicher auch der Grund, warum dieses Gift erst in neueren Untersuchungen gefunden wurde. Schließlich hat der eine oder andere von uns schon die Wirkung solcher Gifte zu spüren bekommen, die mit Injektionsnadeln (z. B. Insektenstiche) oder mit Stiletten (z. B. Schlangenbisse) in den Feind eingebracht oder verspritzt werden.

Diese aktiv oder passiv giftigen Tiere werden als primär giftige Tiere bezeichnet.

Spezielle Fälle sind die sekundär giftigen Tiere, die das Gift in irgendeiner Form, z. B. mit der Nahrung, von außen aufnehmen, ohne selbst geschädigt zu werden und ohne daß das Gift auf ein spezielles Organ lokalisiert ist.

Einige Vertreter der Weichtiere, speziell der Muscheln, können zu den sekundär giftigen Tieren gezählt werden, da sie zum einen keinen Giftapparat besitzen, zum anderen das Gift weder zum Beutefang noch zur Verteidigung benutzen. Habermehl bezeichnete sie als »zufällig« giftig, da die in ihnen enthaltenen Toxine aus dem Futter stammen. Muscheln ernähren sich von Meeresplankton, in dem auch toxische Einzeller enthalten sind, wie verschiedene Dinoflagellaten (geißeltragende Algen). An den Nordatlantikküsten von Europa und Amerika, an der pazifischen Küste von Kalifornien bis hin nach Alaska, in Japan und in Südafrika treten immer wieder dann Vergiftungen nach Muschelgenuß auf, wenn der Giftproduzent (der Dinoflagellat *Gonyaulax catenella*) in größeren Mengen beobachtet wird. Auch um Wilhelmshaven und an der belgischen Küste sind Vergiftungen bekannt geworden. So fielen im Oktober 1885 mehrere Werftarbeiter der Kaiserlichen Werft Wilhelmshaven einer Muschelvergiftung zum Opfer, nachdem sie Muscheln zu sich genommen hatten, die am Boden einiger Schiffe hafteten. Noch im Verlaufe der Nacht erkrankten sie. Von neunzehn beobachteten Fällen verliefen vier tödlich. Die Organe der Verstorbenen wurden vom berühmten Virchow untersucht, der auch darüber berichtete: »Die Dünndarmschleimhaut war stark geschwollen und rot, auch war eine reichliche Menge epithelhaltiger Masse abgesondert . . . Weiter war die starke Milzschwellung auffallend . . . Die Leber zeigte hämorrhagische Infarcte.« Die Vermehrung des toxischen »Futters« der Muscheln kann so stark sein, daß das Meerwasser dann 20 bis 40 Millionen Organismen im Liter enthält und das unter Beachtung der Tatsache, daß Muscheln und Austern je nach Größe ihre Einzellernahrung aus 20 bis 40 l je Tag filtern. Als verantwortliches Gift wurde das Alkaloid Saxitoxin ermittelt (Abb. 11), das mit einer letalen Dosis von 3 $\mu$g/kg Körpergewicht zu den giftigsten nichtpeptidischen

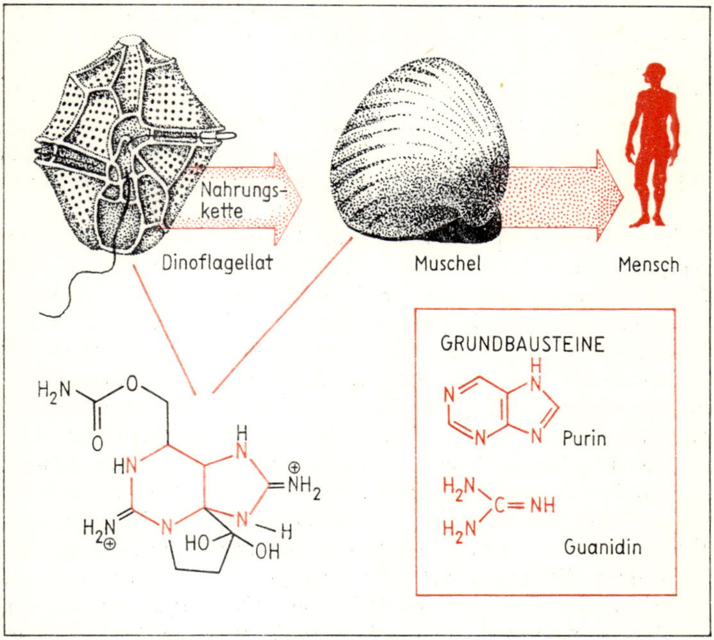


Abb. 11 Saxitoxin, das Gift der Muscheln, ist sekundärer Natur. Es wird aus der Nahrung (dem Dinoflagellaten *Gonyaulax catenella)* aufgenommen.

Verbindungen gehört, die wir kennen. Etwa dreißig Minuten nach Verzehr der Muscheln macht sich Taubheit der Lippen und Fingerspitzen bemerkbar, der sich allgemeine Lähmungserscheinungen anschließen. Der Tod kann innerhalb von zwölf Stunden eintreten. Zur Wirkungsweise des Giftes müssen wir uns kurz damit beschäftigen, wie ein Nervenimpuls von der Nervenzelle auf die ausführende Muskelzelle übertragen wird. Beide Zellen sind durch den sogenannten synaptischen Spalt (vgl. auch S. 150) getrennt, den das an der Nervenendigung ankommende elektrische Signal nicht überwinden kann; es muß daher in ein chemisches Signal umgewandelt werden. In den präsynaptischen Nervenendigungen wird durch den einlaufenden elektrischen Impuls der Einstrom von $Ca^{2+}$-Ionen ausgelöst, die eine Freisetzung des Transmitterstoffes Acetylcholin bewirken, der den synaptischen Spalt überwindet. Die Aufnahme durch postsynaptische Rezeptoren öffnet die $Na^{+}$-Ionenschleuse der postsynaptischen Membran. Durch diesen $Na^{+}$-

Einstrom wird die Membran depolarisiert mit der Folge eines neuen Aktionspotentials. Das Saxitoxin ist in der Lage, diesen Natriumeinstrom zu unterbinden (vgl. auch Abb. 21).

Chemisch gesehen, sind ein Perhydropurinring und zwei Guanidingruppen wesentliche Bestandteile des hitzebeständigen Saxitoxins.

Das Meer beherbergt noch weitere sekundär giftige Tiere; eine unter dem Namen »Ciguatera-Vergiftung« in tropischen Breiten häufig auftretende Fischvergiftung ist darauf zurückzuführen. Man faßt alle mit gastrointestinalen und neurologischen Symptomen ablaufenden Fischvergiftungen durch normalerweise eßbare Meeresbewohner, die plötzlich giftig werden (wie Barrakudas, Papageifische, Seebarsche, Drückerfische), unter dieser Bezeichnung zusammen. Auch Todesfälle werden beschrieben, wobei die Vergifteten keinerlei Reflexe mehr zeigten und unter Krämpfen starben, was einen zentralnervösen Angriffspunkt vermuten läßt. Beim vergifteten Menschen sind auch ein verändertes Temperaturempfinden und Taubheit der Haut zu verzeichnen, besonders ein äußerst schmerzhaftes Brennen der Mundschleimhaut, so daß die Vergifteten Schmerzensschreie ausstoßen. Das bisher noch weitgehend unbekannte Gift bezeichnet man als Ciguatoxin; man nimmt mit hoher Wahrscheinlichkeit an, daß es aus Dinoflagellaten stammt, von denen eine Art *(Gambierdiscus toxicus)* in den Gebieten mit vermehrten Ciguatera-Fällen besonders häufig auftritt. Der giftigste Teil der Fische ist zumeist die Leber, gefolgt von den anderen Eingeweiden. Auch die Gonaden können mitunter beträchtliche Giftmengen enthalten. Hingegen enthält das Fleisch zumeist nur wenig Gift.

Andersartig und niemals tödlich verlaufen Fischvergiftungen durch die im Pazifik lebenden Meeräschen und Ziegenfische, die zu bestimmten Zeiten (meist Juni bis August) auftreten und durch Halluzinationen, unangenehme Träume, Depressionen, Schwindelgefühl, Ataxie und Störung der Muskelkoordination gekennzeichnet sind. Das noch unbekannte Gift – sei es sekundärer oder primärer Art – ist durch Kochen nicht zerstörbar. Hier knüpfen sich nun wieder Verbindungslinien zu den Rauschgiften.

Ein sehr interessantes Beispiel für die Aufnahme von Giftstoffen über die Nahrung, die dann verändert oder unverändert im Körper aufgenommen bzw. gespeichert werden, zeigen die digitalisartigen Herzgifte der solitär lebenden Heuschrecken *Poekilocerus bufonius*, die im Vorderen Orient beheimatet sind und sich vorwiegend von Wüstenpflanzen (Asclepiadaceae) ernähren. Das aufgenommene Gift wird in einer speziellen Giftdrüse gespeichert.

Die chemische Untersuchung zeigte, daß bestimmte Herzglycoside, die auch in den Nahrungspflanzen enthalten sind, auftreten. Andere wiederum konnten nicht nachgewiesen werden; entweder erfolgt eine selektive Speicherung oder ein Umbau derselben. Ähnliches wurde beim Monarch-Schmetterling *(Danaus plexippus)* gefunden, dessen Raupen ebenfalls auf Asclepiadaceen leben.

Das Problem der Gifttiere ist auch für den Menschen nicht ganz unbedeutend. Nach vorsichtigen Schätzungen sollen jährlich über 50 000 Menschen an tierischen Giften sterben. Die Gefahr besteht einmal darin, daß der Mensch, als Feind betrachtet, vom Gifttier angegriffen wird, zum anderen darin, daß er unvorsichtig oder in Unkenntnis giftige Tiere in der Nahrung zu sich nimmt.

## *Die Portugiesische Galeere und andere niedere Meeresbewohner*

Wir können hier nur einige Beispiele aus der Vielzahl der primär giftigen Wirbellosen und Wirbeltiere herausgreifen. So gehören allein zu den Hohltieren etwa 10 000 Arten, deren größter Teil wiederum den Cnidaria (Nesseltieren) zugeordnet werden muß. Ihr Giftapparat besteht aus den an Tentakeln befindlichen Nesselkapseln, die durch Berührungsreiz in die Haut des Feindes geschleudert werden, wo das Gift ausgeschüttet wird, um die Beute zu lähmen (Abb. 12). Gefährlich für den Menschen sind die Gifte tropischer und subtropischer Arten, besonders die der zu den Quallen gehörenden Cubomedusen – der Portugiesischen Galeere *(Physalia physalis)* und der Seewespe *(Chironex fleckeri)*. Der Kontakt der Seewespe mit dem Menschen führt fast immer zu dessen Tod.

Die chemische Zusammensetzung dieser Gifte ist sehr komplex. Man macht für die starken Schmerzen und für die schädigenden Wirkungen auf das Herz u. a. das 5-Hydroxytryptamin (Serotonin) verantwortlich. Daneben werden Tetramethylammoniumhydroxid und verschiedene biologisch aktive Peptide, die zu Nerven- und Atemlähmung führen können, beschrieben. Die Zusammensetzung der Nesselgifte ist von Spezies zu Spezies unterschiedlich, und in einigen Arten sind auch proteolytische Enzyme sowie Phospholipase A und B enthalten. An niedermolekularen Verbindungen kommen Pyridinabkömmlinge und Nicotinsäurederivate vor. Verbreitet sind derartige giftige Nesseltiere etwa zwischen 45° nördlicher und 30° südlicher Breite.

Eine Begegnung mit der Portugiesischen Galeere hatte der

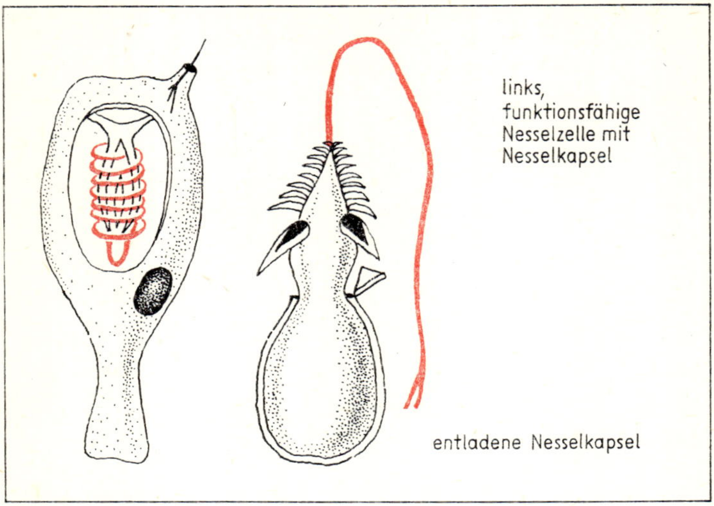


Abb. 12 Der Giftapparat der Nesseltiere, Cnidaria (nach Kühn)

deutsche Zoologe Herrmann Grenacher im Jahre 1872 während einer Schiffsexpedition nach Teneriffa und den Kapverdischen Inseln in einer Bucht bei San Vincente. Ahnungslos griff er eine Galeere mit bloßer Hand, und eine Vielzahl von Fangfäden bohrte sich in die Haut, wo die Nesselkapseln ihr Gift entleerten. Er selbst berichtete später über den glühenden Schmerz.

Eine interessante Tatsache ist, daß Meeresschildkröten gegen Nesselgifte, die über das Verdauungssystem aufgenommen wurden, immun sind; sie verspeisen die Portugiesische Galeere mit Genuß. Auch den meeresbewohnenden Fadenschnecken dienen Nesseltiere als Nahrung. Erstaunlicherweise werden die Nesselkapseln nicht mit verdaut, sondern in speziellen Darmtaschen gelagert und bei Bedrohung nach außen entleert. Diese Schneckenart ist also sekundär giftig (vgl. S. 46). Aber auch aktiv giftige Vertreter sind bekannt, z. B. maritime Schnecken wie der Seehase *(Aplysia depilans),* dessen kompliziert gebaute Toxine zu Lähmungen führen können. Im Altertum sollen sie auch kriminellen Zwecken gedient haben.

Genauer untersucht sind die Inhaltsstoffe einiger Stachel- und Purpurschnecken wie *Murex trunculus* und *M. brandaris,* aus denen Friedländer 1906 den Purpurfarbstoff 6,6′-Dibromindigo herstellte. Als giftige Substanz isolierte Erspamer in den fünfziger

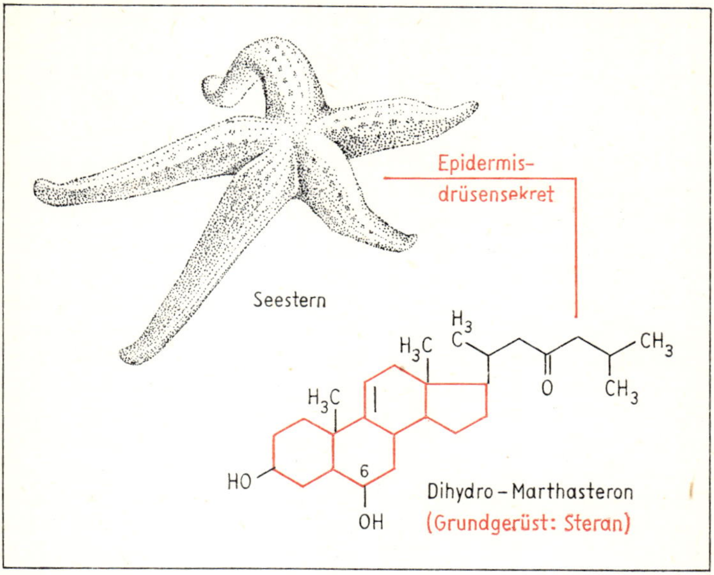


Abb. 13 Das Aglycon eines Steroidglycosides der Seesterne *Marthasterias glacialis* und *Asterias rubens*

Jahren das Murexin, das bei saurer Hydrolyse in Cholin und β-Imidazolyl-acrylsäure zerfällt. Es hat eine starke nicotin- und curareähnliche Wirkung. Daneben ist auch 5-Hydroxytryptamin enthalten.

Unter den Stachelhäutern gibt es eine ganze Reihe giftiger Vertreter. So besitzen die aktiv giftigen Seesterne Epidermisdrüsen, die ein schleimiges, beim Menschen Hautentzündungen hervorrufendes Sekret abscheiden, das beim Eintritt in den Körper durch Wunden Übelkeit und Lähmungserscheinungen bewirkt. Die aktiven Substanzen sind Steroidglycoside, deren Struktur erst in den letzten Jahren aufgeklärt wurde (Abb. 13). Die Genine sind dem Cholesterol und Pregnanolon verwandt; der Zuckerrest ist mit dem 6 α-Hydroxyl verknüpft. Der Sinn dieser Gifte liegt für den Seestern darin, den Schließmuskel der von ihm als Nahrung bevorzugten Muscheln zu lähmen, so daß sich die Schalen öffnen und er ungehindert an die Nahrung gelangen kann. Daneben hat das Gift noch in sehr hoher Verdünnung eine aktive Wirkung gegen Mikroorganismen.

Besonders interessant sind auch die 3 bis 30 cm langen Seegurken. Neben der passiven Giftigkeit durch Giftstoffabgabe über die Haut besitzen verschiedene *Holothuria*-Arten einen anderen eigenartigen Giftapparat, die sogenannten Cuvierschen Schläuche – 10 bis 20 cm lange und 1 bis 2 mm dicke weiße oder rote Schläuche, die sich in der Bauchhöhle befinden (bis zu 150 Stück) und beim Angriff des Feindes büschelweise durch den After ausgestoßen werden. Die Fäden kleben am Gegner fest und können bis auf das Dreißigfache gedehnt werden. Die Wirkung auf Fische kann von Bewegungslosigkeit bis zur Tötung reichen. Man findet in alten Berichten Hinweise, daß *Holothuria*-Extrakte in der Südsee zum Fischfang verwendet wurden. In Südjapan, Indonesien und auf den Philippinen führen Seegurken mitunter zu schweren Vergiftungen, wenn die toxinhaltigen Organe nicht vollständig entfernt wurden, da sie auch oral äußerst wirksam werden. In schweren Fällen sind Lähmungen mit Todesfolge zu beobachten. Genauere Untersuchungen zeigten, daß das Gift in seiner Wirkung ein dem Cocain vergleichbares Nervengift – jedoch irreversibel wirkend – ist. Weiterhin hat es eine starke hämolytische Wirkung. Chemisch handelt es sich um ein Gemisch aus Sulfat-Ester-Glycosiden mit verschiedenen Steroid- bzw. Triterpenmolekülen an der Zuckerkomponente.

Besonders interessant ist jedoch eine in den letzten Jahren gefundene Eigenschaft des Giftes, die cancerostatische Wirkung. Die Lebenszeit von mit Tumorzellen infizierten Mäusen hat sich nach Behandlung mit Holothurin (Abb. 14), wie man das Gift bezeichnet, verdoppelt. In einigen Fällen verschwanden die Tumorzellen sogar völlig.

## *Wieviel Bienenstiche sind tödlich? – Insektengifte*

Von den etwa 1 Million Spezies zählenden Insekten, vom Stamm der Gliederfüßer, sind die Hautflügler und Käfer besonders gut untersucht.

Ein wesentlicher, uns allen bekannter und gut untersuchter Vertreter der Hautflügler ist die Honigbiene *(Apis mellifera)*. Die weiblichen Tiere besitzen einen Stachel, der sich entwicklungsgeschichtlich aus dem Legeapparat entwickelt hat. Die Komplexität zahlreicher tierischer peptidischer Gifte soll anhand des Bienengiftes gezeigt werden (vgl. Tab. 4). Es besteht aus Enzymen, die, chemisch gesehen, zu den Proteinen gehören, aus aktiven basischen Peptiden, einem Proteinase-Inhibitor und dem biogenen Amin Histamin. Die Aufgabe des Enzyms Hyaluronidase liegt in der

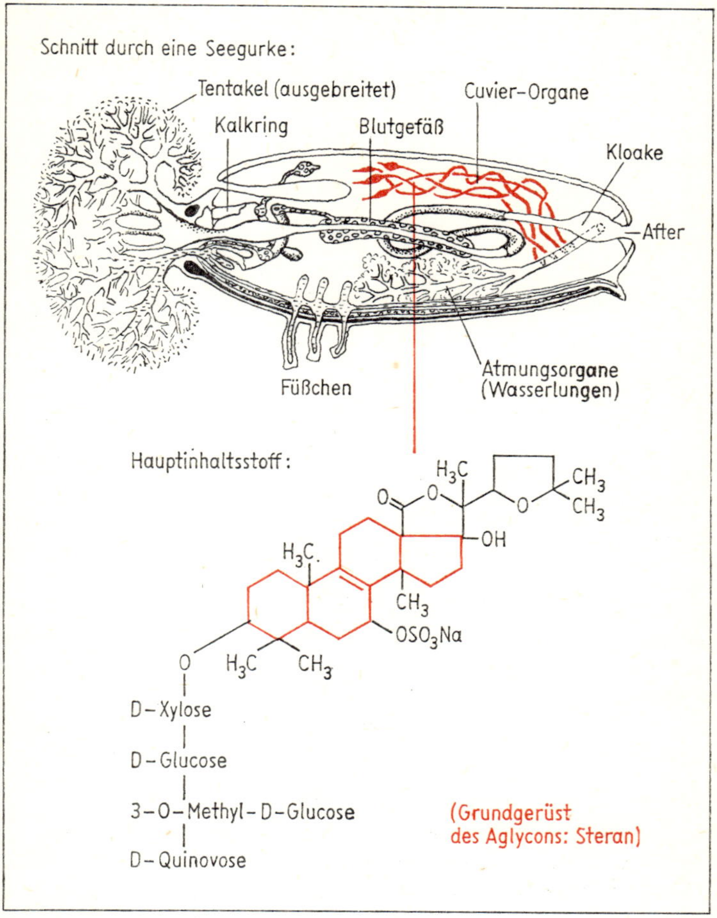


Abb. 14 Das Holothurin der Seegurken, Holothurioidae, ein starkes Nervengift, hat auch cancerostatische (gegen die Vermehrung von Tumorzellen gerichtete) Wirkung.

Katalysierung der Hydrolyse der Mucopolysaccharide des Hautbindegewebes, um das Eindringen der toxischen Peptide in das Gewebe zu ermöglichen. Ein weiteres stark basisches Enzym, die Phospholipase A, sorgt für die rasche Ausbreitung des Giftes im Gewebe, indem es die Hydrolyse von körpereigenem Lecithin zu

| Komponenten | Anteil in % | Molgewicht | Zahl der Aminosäuren | $LD_{50}$ (Maus i. v. in mg/kg) |
|---|---|---|---|---|
| *Enzyme* | | | | |
| Hyaluronidase | 2 | > 14 000 | > 100 | |
| Phospholipase $A_2$ | 12 | 11–14 000 | 128 | 6–7 |
| *Peptide* | | | | |
| Melittin | 50 | 2 840 | 26 | 4 |
| Melittin b | | 2 870 | 26 | |
| Melittin II | | 2 930 | 27 | |
| Mastzellen-degranulierendes Peptid | ~ 1 | 2 588 | 22 | > 40 |
| Apamin | 2 | 2 027 | 18 | 4 |
| Peptid M*) | < 1 | 2 750 | 24 | |
| Despeptido-*) Melittin | < 1 | ? | ? | |
| Promelittin | ? | ? | 34 (?) | |
| *Proteine* | | | | |
| Proteinase-Inhibitor | | 9–10 000 | ? | |
| *Biogene Amine* | | | | |
| Histamin | < 1 | 111 | – | |

*) Melittin-ähnliche Peptide, noch nicht vollständig charakterisiert

Tabelle 4 Bienengift – ein komplexes Gemisch (nach Jentsch)

Lysolecithin katalysiert. Letzteres zerstört die Zellmembranen und bewirkt den Austritt von Hämoglobin aus den Zellen (Hämolyse).

Das wichtigste der toxischen Peptide, das man oft nur meint, wenn man vom Bienengift spricht und das mit 50 % der Trockensubstanz den Hauptbestandteil ausmacht, ist Mellitin, bestehend aus 26 Aminosäureresten. (In Wirklichkeit ist auch Mellitin eine Gruppe von Peptiden grundsätzlich gleicher Bauweise.) Physikalisch-chemisch wirkt es als Invertseife (es hat einen hydrophoben und einen hydrophilen Pol); es greift an der zellulären und intrazellulären Membran an und bewirkt schließlich über die Denaturierung der Membranpolymeren den Zusammenbruch der Zellmembran. Auf diese Weise werden auch die Erythrocyten zerstört. Weitere schädigende Mechanismen werden ausgelöst, beispielsweise durch Freisetzung einer Vielzahl hydrolytischer Enzyme, die dann in einer Art Kettenreaktion benachbarte Zellen oder Zellorganellen schädigen.

In geringen Mengen (2 % der Trockensubstanz) ist ein als Nervengift wirkendes Peptid, das Apamin, enthalten sowie ein weiteres stark basisches sogenanntes MCD-Peptid. Ein im Bienengift aufgefundener Proteinase-Inhibitor hat vermutlich die Aufgabe, die toxischen Bienengiftpeptide vor einer Inaktivierung durch proteolytische Enzyme zu schützen. Auch das biogene Amin Histamin ist Inhaltsstoff des Bienengiftes; man schreibt ihm eine gefäßerweiternde und schmerzauslösende Wirkung sowie eine maßgebliche Beteiligung an der Entzündung um die Einstichstelle zu. Neben dieser starken Wirkung um die Einstichstelle können die Bienengifttoxine auch über die Blutbahn zu anderen Organen transportiert werden, wo sie selbst aktiv werden oder andere biologisch aktive Wirkstoffe freisetzen. Schon im alten Ägypten war Bienengift als Therapeutikum bekannt, später wurde es von Paracelsus und Galen genutzt. Rheumatiker ließen sich lange Zeit mit recht gutem Erfolg von Bienen stechen, aber erst in den dreißiger Jahren unseres Jahrhunderts gelangte Bienengift in einer wirksamen Salbe auf den Markt. Die Wirkung dürfte darauf beruhen, daß Bienengift in der Lage ist, im Organismus das Hormon des Nebennierenmarks Adrenalin freizusetzen, wie vor Jahren an Katzen nach intravenöser Bienengiftinjektion experimentell nachgewiesen wurde.

Die Gewinnung des Bienengiftes ist äußerst mühsam; denn erst rund 15 000 Bienenstiche ergeben 1 g Gift.

Wie bei allen anderen Giften gibt es auch beim Gift der Bienen, Wespen und Hornissen sehr wenige äußerst empfindliche Menschen, die schon an einigen Stichen (im Extremfall sogar einem) sterben können. Der gesunde Mensch verträgt jedoch ohne weiteres fünfzig und mehr Bienenstiche; erst Größenordnungen um 500 können tödlich wirken. Das Risiko liegt vor allem in der Entwicklung einer Allergie, die sich bei erneutem Stich im Extremfall als tödlicher anaphylaktischer Schock manifestieren kann, begründet in der Antigennatur der Inhaltsstoffe, die im Blut die Bildung von Antikörpern bewirken. Über einen solchen Fall berichtete die Frankfurter Zeitung vom 21. August 1905: »Der Mühlenbesitzer Weinhold in Taubenheim (Sachsen) wurde von einer Biene ins linke Ohr gestochen. Nach zehn Minuten war Weinhold eine Leiche.« Wenn man die Anzahl der verursachten Todesfälle betrachtet, muß man die Biene als das gefährlichste Gifttier Europas ansehen (Habermehl).

Von historischem Interesse dürfte es sein, daß die Kreuzfahrer bei der Belagerung von Massa von den Belagerten durch Zuwerfen von Bienenkörben stark drangsaliert wurden.

In einigen Gebieten Kleinasiens war schon im Altertum giftiger Honig bekannt. Dies hat allerdings nichts mit der Giftigkeit des Bienengiftes zu tun, sondern mit den von den Bienen aufgesuchten Pflanzen, z. B. Alpenrosenarten wie *Rhododendron ponticum.* Sie enthalten toxische Glycoside, die dann mit dem Nektar in den Honig gelangen.

Das Gift der Wespen beinhaltet noch Serotonin, das der Hornissen Serotonin und Acetylcholin, sämtlich biogene Amine. Hornissengift enthält in der Trockensubstanz 5 % Acetylcholin; es sind keine tierischen Materialien mit höherem Gehalt bekannt. Wespen- und Hornissengift sind wesentlich ärmer an aktiven Peptiden, man bezeichnet sie als Kinine. Die schmerzerzeugende Wirkung ist bei der gemeinsamen Einwirkung von Histamin und Acetylcholin bedeutend größer als bei den Einzelkomponenten. Das mag auch der Grund dafür sein, daß sie in den Brennesselhaaren gemeinsam vorkommen.

Auch zahlreiche Ameisenfamilien besitzen einen voll ausgebildeten Giftapparat mit Drüse und Stachel und verursachen sehr schmerzhafte Stiche. Einige enthalten, wie der Name sagt, ätzende Ameisensäure (die Rote Waldameise, *Formica rufa,* 21–75 %). Viele Arten enthalten keine Säure, sondern verschiedene andere Gifte. Das Toxin der Arten *Solenopsis saevissima, S. geminata* und *S. xyloni* ist praktisch auch frei von aktiven Proteinen; die Giftwirkung beruht auf Piperidinalkaloiden (Abb. 15).

Die Ameisengifte sind sehr unterschiedlich. Nach Angaben Stanleys sollen einige afrikanische Völkerschaften das Gift bestimmter roter Ameisen, die getrocknet, pulverisiert und mit Öl vermischt wurden, als Pfeilgift genutzt haben.

Erst in letzter Zeit wurde das Gift der nordamerikanischen Ernteameise *(Pogonomyrmex badius)* genauer untersucht. Ein Stich dieser Ameise in den Fuß oder die Hand kann selbst einem kräftigen Mann kurze Zeit ernsthaft zu schaffen machen, von lokalen Schmerzen und lokaler Rötung bis hin zur Schwellung der Lymphdrüsen und zu Schweißausbrüchen. Es handelt sich um das für Wirbeltiere wirksamste Insektengift, bedeutend wirksamer als das der Hornisse. Es enthält in hohen Konzentrationen die Enzyme Phospholipase A und B, Hyaluronidase, saure Phosphatase, Lipasen und Esterasen. Noch in einer Verdünnung von 4 $\mu$g/ml führt es zur Hämolyse.

Sehr interessant ist auch die Angriffswaffe von *Tapinoma nigerium* und *Iridomyrmex detectus,* die als Wirkstoff Iridodial

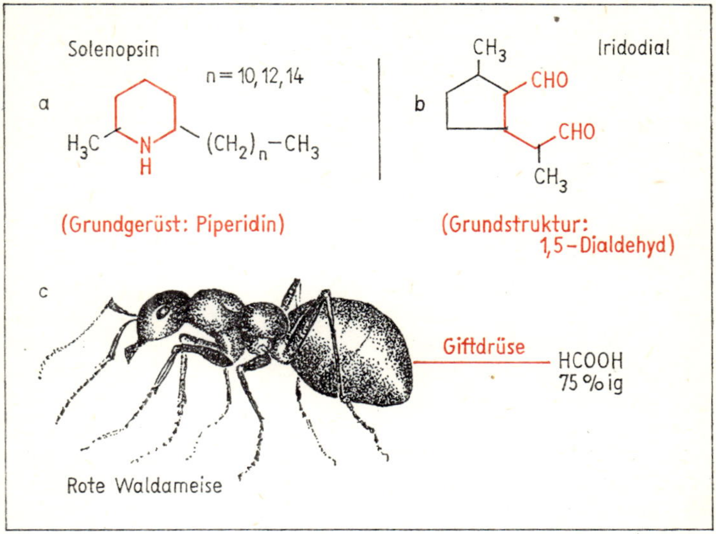


Abb. 15 Die verschiedenen Ameisenarten produzieren unterschiedlichste Gifte, *Solenopsis seavissima* z. B. Piperidinalkaloide (a), *Tapinoma nigerium* Iridodial (b) und die Rote Waldameise *(Formica rufa)* bis zu 75⁰/₀ige Ameisensäure.

(Abb. 15) auf den Feind schleudern, das auf dessen Körper sofort auspolymerisiert und ihn kampf- und lebensunfähig macht, falls er nicht zu groß ist.

## *Käfer als Pfeilgifte?*

Bei der Vielzahl der Käfer läßt sich nicht immer eindeutig entscheiden, ob sie primär oder sekundär toxisch sind und ob sie sich aktiv oder passiv verhalten. In der Mehrzahl handelt es sich um passiv giftige Käfer, die sich mit dem Gift vor Angreifern schützen.

Sekundär giftig dürften die Larven und Puppen des Pfeilgiftkäfers *(Diamphidia simplex)* sein, die von den Eingeborenen der Kalahari zum Vergiften ihrer Pfeile genutzt werden; denn die Giftigkeit hängt von der Art der Pflanzen ab, auf denen die Käfer leben. Oft sind sie extrem giftig. Extrahiert man eine 0,12 g schwere Larve mit 1 ml Wasser, reichen 0,005 ml dieses Extraktes aus, um ein Kaninchen zu töten.

Wie schon bei den Ameisen beschrieben, gibt es auch unter den Käfern eine Art, die den Gegner mit einem Monomeren besprüht, das auf dessen Körper polymerisiert. Der Laufkäfer *Abax ater* versprüht aus einer Abdominaldrüse ein Sekret, dessen Hauptbestandteil Methacrylsäure ist, die an der Luft polymerisiert und den Angreifer praktisch in ein tödliches Plexiglasgefängnis einschließt.

Eine Besonderheit stellen die Bombardierkäfer dar. Erste Untersuchungen über den Bombardierkäfer *Brachynus* erschienen bereits 1796. Pastor Wilhelm berichtet in seinen »Unterhaltungen aus der Naturgeschichte der Insecten«: »Er läßt nämlich seinen Verfolgern ... einen bläulichen Dunst, den ein ziemlicher Gestank und Knall begleitet, ins Gesicht. Erschrocken, wir wissen nicht, ob über den Schuß oder über den Gestank, rennt der Feind davon . . . Es müßte äußerst unterhaltend sein, die ganze Einrichtung genau zu kennen.« Bis zur genauen Kenntnis sollten jedoch noch gut anderthalb Jahrhunderte vergehen. Während des Spanienfeldzuges 1808 beschäftigte sich L. Dufour, Arzt im II. Französischen Armeekorps Napoleons I., recht intensiv mit diesem Käfer in den Pyrenäen und erkannte den chemischen Charakter. Aus der Beobachtung, daß der »Kampfstoff« der Käfer die Haut vorübergehend rotviolett färbte, schloß er, daß es Salpetersäure und nitrose Gase sein müßten, die ausgeschleudert werden, so wie es von der Explosion salpeterhaltiger Sprengstoffe bekannt war. Diese Meinung wurde über viele Jahrzehnte, ja ein reichliches Jahrhundert unbesehen übernommen; denn noch 1939 wurden in einer wissenschaftlichen Veröffentlichung Nitrite und nitrose Gase als Sekretbestandteile angeführt. Erst nach der Entwicklung moderner mikrochemischer Methoden gelang es dem Arbeitskreis um Schildknecht Anfang der sechziger Jahre, die Chemie dieses Phänomens aufzuklären.

Bombardierkäferarten kommen mit Ausnahme Australiens in allen Erdteilen vor. Bis zu zwölfmal können sie hintereinander auf ihren Gegner »feuern«, erst dann brauchen sie drei Tage Ruhe, um ihre Reservoire aufzufüllen. Um den Chemismus zu ergründen, mußte man an die »Kampfstoffe« in reiner Form gelangen, d. h. die Vorrats- oder Pygidialblasen isolieren. Bei einer Masse von 1,2 mg kann man sich die Probleme dabei sicherlich vorstellen. Durch Kühlung in absolutem Alkohol auf minus 50 °C brachte man die Organe zum Erstarren und pulverisierte sie. Durch verschiedene chromatographische Techniken wies man Wasserstoff-

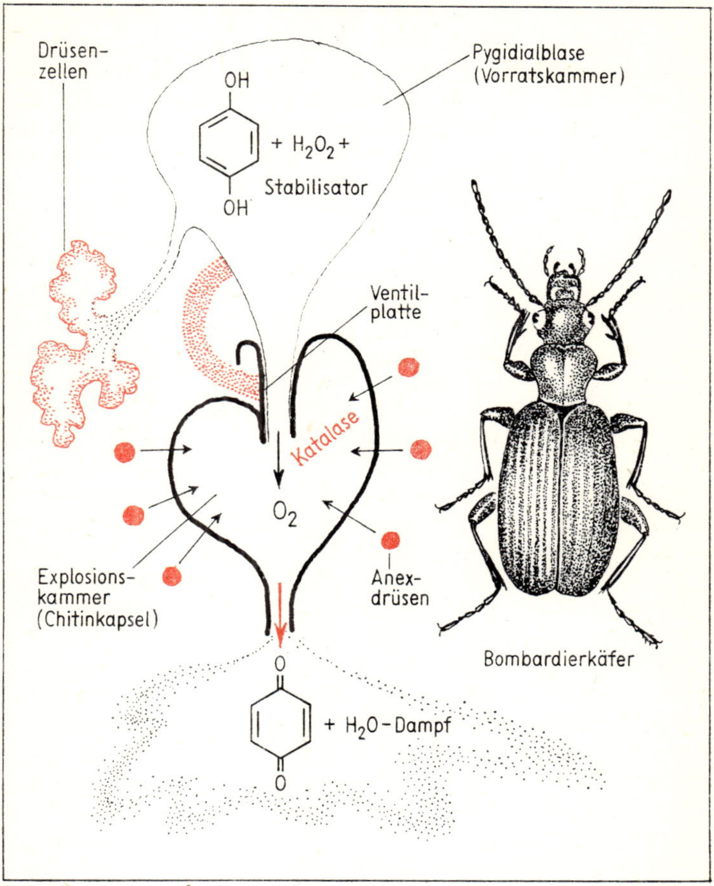


Abb. 16 So funktioniert die »Waffe« der Bombardierkäfer, Brachynidae (nach Habermehl).

peroxid, p-Benzohydrochinon und Toluhydrochinon nach. Die Konzentration des Wasserstoffperoxids wurde photometrisch zu 28,5 % bestimmt; ein derart hoher Wert ist in der gesamten Biosphäre nicht bekannt. Wasserstoffperoxid und Hydrochinone werden in Pygidialblasen (Depotkammern) gesammelt und bei äußeren Reizen durch Muskeleinwirkung plötzlich in die danebenliegende »Explosionskammer« gebracht, wo sie auf Enzyme vom Katalase- und Peroxydasetyp treffen. In wenigen tausendstel Sekunden läuft eine Explosionsreaktion ab, wobei ein fast 100 °C heißes Gemisch aus Wasserdampf, gasförmigem Sauerstoff und aggressiven Chinonen ausgeschleudert wird. Der Sauerstoff stammt aus dem Wasserstoffperoxid, das durch die Katalase gespalten wird, das Chinon wird durch Reaktion des Wasserstoffperoxids mit Hydrochinon erhalten (vgl. Abb. 16).

## *Spinnen und Skorpione*

Zu den Gliederfüßern gehören außer den Insekten auch die Skorpione, Spinnen und die Tausendfüßer. Der voll ausgebildete Giftapparat der in tropischen und subtropischen Gebieten beheimateten Skorpione mit dem Stachel am Schwanzende dient sowohl Angriffs- als auch Verteidigungszwecken. Aber auch hier gibt es neben den für den Menschen äußerst gefährlichen Spezies sehr harmlose Formen. Für 95 % aller durch Skorpionstiche in Nordwestafrika aufgetretenen Todesfälle macht man *Androctonus australis* und *Leiurus quinquestriatus* verantwortlich. Starker örtlicher Schmerz, der nach gewisser Zeit in Gefühllosigkeit übergeht, wird wieder durch 5-Hydroxytryptamin (Serotonin) verursacht. Innerhalb von zwölf Stunden ist ein Abklingen zu erwarten. Jedoch können die Wirkungen des enthaltenen Neurotoxins zu Langzeitschäden in Form von Sprach- und Sehstörungen führen. Hier ist rechtzeitiges Spritzen eines Antiserums notwendig.

Sicher war es das Aussehen vieler Spinnen, das schon im Altertum zur Entstehung »toxikologischer Fabeln« beitrug, die oftmals auch ganz harmlose Spinnen zu äußerst gefährlichen Gifttieren abstempelten. Die Spinnen verwenden ihren Giftapparat ausschließlich zum Töten der Beute. Die Gifte der einzelnen Arten sind sehr unterschiedlich zusammengesetzt; sie enthalten neben biogenen Aminen und Enzymen auch stark neurotoxisch wirkende Polypeptide. Für den Menschen können jedoch nur sehr wenige vor allem tropische Arten zur Gefahr werden. Besonders aggressiv sind die Schwarze Witwe *(Latrodectus mactans)* und die Kammspinne *(Phoneutria fera)*. Für die USA liegen von 1726 bis 1943 1 291 Meldungen über Vergiftungen durch den Biß der Schwarzen Witwe vor. Davon sollen 55 (4,2 %) tödlich verlaufen sein.

Kugelspinnen der Gattung *Latrodectus* sind in Amerika, Südwestafrika, aber auch Europa beheimatet, *Phoneutria*-Arten in Südamerika. Die Kammspinne ist mitunter durch Bananenlieferungen nach Europa eingeschleppt worden. Erwachsene können nach etwa zwei Tagen genesen, während der Biß für Kinder oft tödlich ist. Brennender Schmerz, beschleunigter Puls, Fieber, Übelkeit, Erbrechen, Erblindung und Atembeschwerden treten auf. Der Tod kann durch Atemlähmung eintreten. Eine im Mittelmeergebiet und Asien gefürchtete Art ist die Malmignatte *(Latrodectus mactans tredecimguttatus)* sowie die im Süden der Sowjetunion vorkommende Malmignattenart Kara-Kurt, die starken Kopfschmerz, galliges Erbrechen, sehr heftige, periodisch wiederkehrende Knochenschmerzen hervorruft, in schweren Fällen sogar den Tod. Im vergangenen Jahrhundert soll die Malmignatte oftmals noch massenweise aufgetreten sein und beispielsweise an der unteren Wolga dem Viehbestand großen Schaden zugefügt haben. Nomadisierende Völker in Südrußland verloren in den Jahren 1838 und 1839 durch diese Spinnen angeblich 70 000 Stück Rinder.

In Mitteleuropa (Odenwaldgebiet und Rheinhessen/BRD) kommt als einzige Giftspinne, die leichtere Vergiftungen erzeugen kann, die Dorffingerspinne *(Chiracanthium punctorium)* in Betracht. Die heftig schmerzende Bißstelle verfärbt sich blaurot und schwillt an; daneben können Schüttelfrost und ein beklemmendes Gefühl in der Brust auftreten. Bei Kindern werden zudem Übelkeit, Erbrechen und Kopfschmerz sowie leichte Temperaturerhöhung beobachtet. Die Symptome verschwinden nach etwa drei Tagen, während die Bißstelle noch längere Zeit gerötet und geschwollen bleibt und manchmal auch zu eitern beginnt.

Die zu den Wollspinnen gehörenden Taranteln des Mittelmeerraumes, um die bis in die Neuzeit die verschiedensten Schauermärchen gewoben wurden, sind für den Menschen harmlos. Ihr Gift reicht nur aus, um kleine Beutetiere zu lähmen.

Heute existieren in aller Welt »Spinnenfarmen«, die Spinnengifte (z. B. das der Schwarzen Witwe) für therapeutische Zwecke, unter anderem zur Rheumabehandlung, gewinnen. Bereits im vergangenen Jahrhundert wurden Spinnenpräparate (wenn auch mitunter sehr zweifelhaft) therapeutisch verwendet. So empfahl Ozanam 1856 die innerliche Anwendung von Taranteln bei Wechselfieber und zahlreichen Nervenleiden (wie Hysterie und Epilepsie), äußerlich zur Behandlung von Phlegmonen. *Latrodectus*-Arten wurden in einigen Gegenden Amerikas bei Herzschmerzen, Veitstanz, Asthma und Gelenkschmerzen genutzt. Skorpion- und Spinnengifte tragen ebenso wie die Bienen- und Schlangengifte Antigencharakter.

Die Tausendfüßer haben einen unvollständigen, auf Verteidigung ausgerichteten Giftapparat und erzeugen – ähnlich wie eine Reihe von Käferarten – verschiedene Benzochinonabkömmlinge. Im Gegensatz dazu haben die Hundertfüßer am ersten Beinpaar eigentümliche Zangen, die mit Giftdrüsen verbunden sind. Jedoch nur einige tropische, asiatische und südamerikanische Arten können beim Menschen Hautnekrosen u. ä. bewirken. Das Gift enthält unter anderem Histamin und Enzyme.

## *Gifte in Fischen*

Wenden wir uns nun den wesentlichen giftigen Vertretern der Wirbeltiere zu, als ersten den Fischen.

Unter diesen ist kaum eine vernünftige Systematisierung möglich, da sowohl primär als auch sekundär aktiv und passiv giftige Fische bei unterschiedlichster Giftzusammensetzung gefunden wurden, so daß wir nur auf einige wenige sehr bekannte Beispiele eingehen können (auf sekundär giftige Fische wurde eingangs des Kapitels bereits verwiesen).

Aktiv mit einem Giftapparat ausgerüstet sind z. B. Doktorfische, Skorpionfische und Stachelrochen, während die meisten Arten sekundär oder passiv toxisch sind. Sehr bekannt sind Stachelrochen *(Dasyatidae)*, deren Schwanz in einen mit Giftdrüsen versehenen Stachel ausläuft, mit dem auch die in der Nord- und Ostsee vorkommende Art Stechrochen oder Feuerflunder *(Dasyatis)* ausgerüstet ist. Die Stacheln tropischer Arten werden von den Eingeborenen gern als Giftpfeilspitzen verwendet. In Samoa soll es sogar üblich gewesen sein, unliebsamen Personen Rochenstacheln in die Schlafmatten zu legen, wenn man sich ihrer entledigen wollte. Die Symptome der Vergiftung reichen von Übelkeit und Ohnmacht bis zum Tode durch Blutdruckabfall und Atembeschwerden.

Auch wertvolle Speisefische haben mitunter aktive Giftapparate, so das in der Nordsee und im Mittelmeer verbreitete Petermännchen *(Trachinus draco)*, das zu den Drachenfischen gehört. Die kurze erste Rückenflosse trägt ebenso wie der Kiemendeckel für den Uneingeweihten nicht sofort sichtbare scharfe Giftstacheln, ähnlich der Viperqueise *(Trachinus vipera)*. Die Einstichstelle ist von brennendem Schmerz gekennzeichnet; sie rötet sich und schwillt an, ebenso die Lymphdrüsen, und erst nach mehreren Tagen gehen diese Symptome zurück. Ein tödlicher Ausgang wird beim Menschen kaum beobachtet. Der Name »Petermännchen« soll daher rühren, daß ihn die Nordseefischer – trotz seines wohlschmeckenden Fleisches – als Weihegeschenk für Petrus meist ins Meer zurückgeworfen haben.

Bei passiv giftigen Fischen ist entweder das Blutserum toxisch

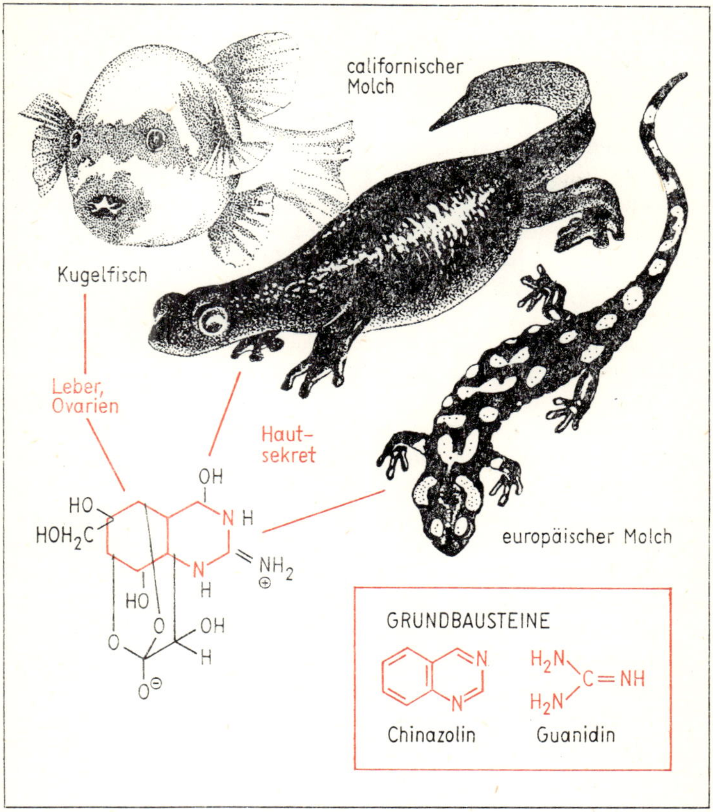


Abb. 17 Das stark neuromuskulär wirkende Tetrodotoxin kommt sowohl in pazifischen Kugelfischen, Sphoeroides, als auch in den Hautsekreten des kalifornischen Salamanders *Taricha torosa* und des europäischen Molches *Triturus cristatus* vor.

(Muränen, Aale), was in den meisten Fällen durch Kochen beseitigt werden kann, oder das Gift wird in den Gonaden erzeugt und steht im Zusammenhang mit der Fortpflanzung.

Sekundär toxische Fische nehmen das Gift mit der Nahrung, z. B. durch giftige Algen, auf und rufen beim Menschen Störungen der Verdauungsorgane hervor. Allerdings sind auch neurotoxische Wirkungen bekannt (Muränen, Seepferdchen, Barrakudas).

Sehr gefährlich sind Fische, die Tetrodotoxin enthalten (Abb. 17), besonders der in Ostasien als Delikatesse geschätzte Fugu-Fisch und andere in Japan, China und an der amerikanischen Pazifikküste geschätzte Kugel- oder Igelfische (auch Bowlfische genannt), die in den tropischen und subtropischen Gewässern in nahezu hundert verschiedenen Arten anzutreffen sind. Im Blut und im Fleisch ist kaum Toxin enthalten, große Mengen jedoch in der Leber und den Ovarien. Daher sind die Fische je nach Laichzeit unterschiedlich giftig; diese wiederum ist von Art zu Art verschieden (beim japanischen Fugu sind die Vergiftungen im Winter am häufigsten). Der Verkauf und die Zubereitung der Fugu ist in Japan nur mit einer speziellen Lizenz gestattet. Leber, Ovarien, Rogen und Innereien müssen vorsichtig herausgeschnitten werden; so sind in offiziellen Restaurants mit entsprechender Genehmigung kaum Vergiftungen aufgetreten. Die Köche, denen die Zubereitung obliegt, müssen auf einer speziellen Fugu-Schule ihren Befähigungsnachweis abgelegt und zudem noch in Anwesenheit von Zeugen mehrere eigenhändig zubereitete Fugu-Fischgerichte ohne Schädigung selbst verzehrt haben. An anderweitig gegessenen Fischen sterben jedoch in Japan jährlich über hundert Menschen. Auch große Weltreisende sind mit dem Fugu oder seinen Kugelfischverwandten in unangenehme Berührung gekommen. So berichtet Georg Forster über die Erscheinungen nach dem Fischgenuß, daß man sich »wirklich in mißlichen Umständen« befände, »todblaß, äußerst matt, heftige Beklemmungen auf der Brust und alle Glieder betäubt«.

Das einzige Lebewesen, das durch diesen Fisch sein Leben lassen mußte, war ein auf dem Schiff mitgeführtes Ferkel, das die Eingeweide des Fisches verschlungen hatte. Dies alles begab sich im Jahre 1774 bei der Entdeckung der Insel »Neukaledonien« für die Teilnehmer an der Expedition des großen James Cook.

Das Gift wird rasch resorbiert (der erste Teil vermutlich schon über die Mundschleimhaut), und schon fünfzehn Minuten (im allgemeinen aber 6–8 Stunden) nach Genuß kann der Tod eintreten. Die Mortalitätsrate liegt bei 50 bis 60 %. Im Erscheinungsbild verhält sich das tierische Alkaloid Tetrodotoxin ähnlich dem Saxitoxin; chemisch gesehen, enthält es ebenfalls eine Guanidingruppe sowie einen Perhydrochinazolinring mit einer Reihe von OH-Gruppen. Die Wirkung durch Nervenblockierung (Hemmung des Natriumeinstroms in die Nervenfaser bei Erregung) zeigt sich in Prickeln, erschwerter Motorik, Gefühl der Leichtigkeit, aber auch in Erbrechen. Bei schweren Vergiftungen steht der Blutdruckabfall im Vordergrund. Mit einer letalen Dosis für den Menschen unter 1 mg gehört es neben Saxitoxin zu den stärksten nichtpeptidischen Giften und wird durch Kochen nicht zerstört. Wie ungeheuer wirksam dieses Gift ist, sieht man auch darin, daß man zur

Gewinnung von knapp 10 g der reinen Substanz 1 t Fugu-Ovarien aufarbeiten muß. Noch in einer Verdünnung von 1 zu 2 Millionen behält es seinen lähmenden Effekt auf sensible und Eingeweidenerven und die Skelettmuskulatur.

Bereits in 2 000 Jahre alten chinesischen Medizinbüchern wird über Vergiftungen durch diese Fische berichtet. Erste pharmakologische Untersuchungen des Giftstoffes wurden 1884 von Osawa durchgeführt; 1909 isolierte Tawara das Gift in harziger Form, und erst 1950 gelang es japanischen Forschern (die sich naturgemäß am intensivsten mit dieser Problematik beschäftigten), die Substanz kristallin zu isolieren. In den sechziger Jahren schließlich wurde auch die räumliche Struktur des Giftes restlos aufgeklärt.

Das Blutserum der Aale, die zu den Gattungen *Anguilla* und *Muraena* gehören, ist äußerst toxisch, während das Muskelfleisch giftfrei bleibt. Durch den europäischen Aal und *Muraena helena* sind zahlreiche Vergiftungen bekannt; der Genuß von nicht ausgeblutetem Aal führt von Taubheit im Mund- und Rachenbereich über allgemeine Muskelschwäche bis zur Atemlähmung, die den Tod herbeiführen kann. Aus Aalserum konnte eine Proteinfraktion isoliert werden, die beim Kaninchen Krämpfe, Lähmungen, Tod durch Atemstillstand und Hämolyse bewirkt hat. Das Gift kann durch Erhitzen zerstört werden, was bei proteinischen Giften infolge Denaturierung auch zu erwarten war. Bereits im Altertum wurden Aale für gesundheitsschädlich erklärt. Die Hippokratiker warnten gar vor dem Genuß des gekochten Aales. Albertus Magnus (1200–1280) behauptete später, daß der Genuß des Aales Aussatz erzeuge.

Schließlich soll nicht unerwähnt bleiben, daß auch eine Reihe bekannter Fische in den Gonaden und Eiern Giftstoffe enthält, z. B. auch der Rogen der Barbe, des Karpfens, der Schleie und des Hechtes. So kann das Toxin im Rogen der Barbe zu schwerem Brechdurchfall führen. Es ist auch durch Erhitzen nicht zerstörbar.

## *Der Pfeilgiftfrosch und andere Amphibien*

Der Giftapparat der Lurche besteht aus einer Vielzahl von über die Körperoberfläche verteilten Hautdrüsen, die je nach Art chemisch sehr unterschiedliche Gifte ausscheiden. Passiv giftige dienen einmal der Abwehr der natürlichen Feinde und zum anderen dem Schutz vor Einnistung von Mikroorganismen, die im Hautschleim, der der Aufrechterhaltung der Hautatmung dient, einen idealen Nährboden finden würden. Bei »entgifteten« Salamandern bilden sich sehr rasch Hautnekrosen, die Tiere sterben nach wenigen Tagen. Bei »entgifteten« Unken beobachtete man eine rasche Verpilzung. Die abzuwehrenden Feinde sind also in erster Linie Bakterien und Pilze.

Eine erstaunliche Vielzahl von chemischen Strukturen und die komplexe Zusammensetzung der jeweiligen Sekrete machen eine systematische chemische Einteilung kaum möglich, zumal viele Toxine auf eine Familie oder sogar auf eine einzige Art beschränkt sind. Die Giftbestandteile reichen von einfachen biogenen Aminen über Peptide und Steroide bis hin zu den Alkaloiden.

Wie die chemische Art ist auch die biologische bzw. toxische Wirkung sehr unterschiedlich. Es kommen Herzgifte, Muskelgifte und Nervengifte ebenso vor wie blutdrucksteigernde und blutdrucksenkende Stoffe. Selbst Lokalanästhetika und Halluzinogene wurden nachgewiesen.

In der Natur an anderer Stelle bisher nicht aufgefundene Stoffe wurden aus den Hautdrüsensekreten von Salamandern *(Salamandra maculosa maculosa, S. m. taeniata)* isoliert, wobei es sich um 3-Aza-A-homosteroide (d. h. Steroide mit einem A-Ring als Siebenring und einem Stickstoffatom in 3-Stellung) handelt; das Hauptalkaloid wurde Samandarin (Abb. 18) genannt. Es ist ein starkes, auf das zentrale Nervensystem wirkendes Gift. Der Tod tritt durch Atemlähmung ein. Samandarin besitzt auch eine ausgeprägte blutdrucksteigernde und lokalanästhetische Wirkung. Daneben sind biogene Amine wie Tryptamin und 5-Hydroxytryptamin enthalten.

Ein sagenumwobenes Tier des Altertums war der Feuersalamander *(Salamandra salamandra)*, von dem wir heute wissen, daß sein giftiges Sekret nur für kleine Tiere zur Gefahr werden kann. Es ist wieder einmal Nikander (Theriaka, Vers 805–836), der vor dem angeblich hinterlistigen und stets gefährlichen Biß des Salamanders warnt, der, »wenn ihn sein Weg auch durch loderndes Feuer führt, mühelos und unverbrannt durch dasselbe hindurchläuft, ohne daß die lodernde Flamme seine rissige Haut und auch nur die Spitzen seiner Gliedmaßen beschädigt«. Plinius gar hat Nikanders Angaben noch phantasievoller erweitert, indem er den Salamander als äußerst gefährliches Gifttier beschreibt, das ganze Völker töten und sämtliche Früchte eines Baumes vergiften könne.

Die erstmalige Isolierung einer amorphen organischen Base gelang 1866 Zalesky, der sie Samandarin nannte; Faust isolierte 1898 eine weitere, das Samandaridin. Ende der dreißiger, Anfang der vierziger Jahre dieses Jahrhunderts beschäftigte sich Schöpf intensiv mit Salamandergiften.

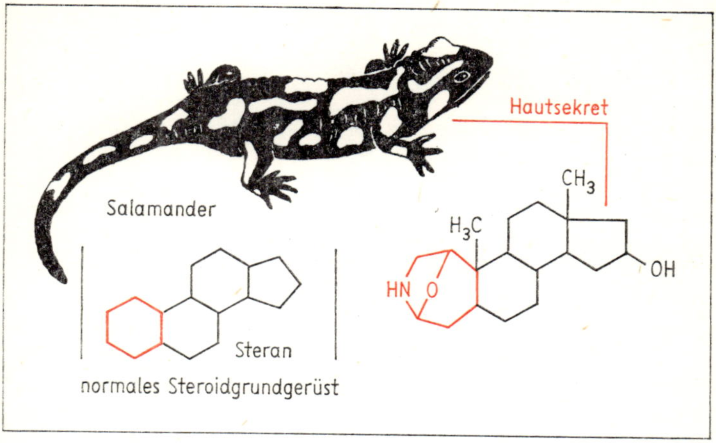


Abb. 18 Samandarin ist das Hauptalkaloid der Hautdrüsensekrete der Salamander.

Aus einem Verwandten der Salamander, dem kalifornischen Molch *Taricha torosa,* wurde ein ganz andersartiges Gift, das Tetrodotoxin, isoliert, das uns bereits beim japanischen Fugu-Fisch begegnet ist. Der Giftstoff wurde 1934 von einem amerikanischen Forscher entdeckt und 1962 von Mosher kristallin isoliert; bald darauf wurde die Identität mit dem Tetrodotoxin nachgewiesen.

Auch in der Haut europäischer Molche *(Triturus cristatus)* wurden größere Mengen dieses Toxins gefunden. Vermutlich benutzen beide Tierarten dieses Gift zum Schutz ihrer Brut. Man sieht, daß die unterschiedlichsten Amphibia (auf die Kröten- und Froschgifte wurde eingangs des Kapitels schon hingewiesen) in Abhängigkeit von der speziellen Funktion auch die unterschiedlichsten Gifte entwickelt haben (vgl. Abb. 17).

Der zu den Farbfröschen gehörende kolumbianische Frosch *Phyllobates aurotaenia* ist mit 2 bis 3 cm Größe nur ein Fröschlein, dafür aber von extremer Giftigkeit.

Erstmals soll der spanische Arzt Posada Arango auf die ungeheure Giftigkeit aufmerksam geworden sein, als er 1869 auf einer Kolumbienreise auch die Choloindianer besuchte. Viele Arten der Pfeilgiftfrösche sind leuchtend bunt gefärbt, weshalb sie oft auch als Farbfrösche bezeichnet werden. Die meisten Spezies produzieren ein starkes Hautgift, das von südamerikanischen Indianern als Pfeilgift verwendet wird. Die Frösche werden zur Giftgewinnung, auf Stäbe aufgespießt, über ein offenes Feuer gehalten, bis sie die Gifttropfen »ausschwitzen«. Das so erhaltene Toxin wird in einem Gefäß einem Fermentationsprozeß unterworfen. An den eingetauchten Pfeilspitzen trocknet es schnell an. Das vom Pfeil getroffene Tier, z. B. auch große Jaguare, verendet innerhalb weniger Minuten unter heftigen Krämpfen und Atemlähmung. Die Sekrete eines einzigen Frosches reichen für die Herstellung von fünfzig Giftpfeilen, obwohl sie nur etwa 200 $\mu$g Toxin enthalten. Die hohe Giftigkeit veranlaßt die Choloindianer, einen solchen Frosch niemals mit bloßen Händen anzufassen, um ein Eindringen des Giftes durch winzige Hautrisse zu vermeiden. Über die Verdauungswege – Verletzungen derselben ausgeschlossen – soll das Gift nicht wirken. Zu den tropischen Fröschen der Familie Dendrobatidae (Baumsteiger- oder auch Farbfrösche) gehören vor allem zwei toxische Gattungen, *Phyllobates* und *Dendrobates*. Da die gewonnenen Mengen sehr gering sind, ist es erst in den letzten Jahren gelungen, eine Reihe der alkaloidischen Inhaltsstoffe, z. B. mit Hilfe der Massenspektrometrie, aufzuklären. So konnten in den Sekreten von *Phyllobates aurotaenia* vier Steroidalkaloide nachgewiesen werden: Batrachotoxin, Homobatrachotoxin, Batrachotoxinin A und schließlich Pseudobatrachotoxin, das jedoch infolge seiner Instabilität meist schon während des Isolierungsvorganges in Batrachotoxinin A übergeht. Die Alkaloide besitzen das gleiche Steroidgrundgerüst und unterscheiden sich nur in einem Substituenten R. Die hohe Toxizität und schnelle Giftwirkung – die diesen Toxinen unter den Dendrobatidengiften eine besondere Stellung einräumt – beruhen hauptsächlich auf der kardialen Beeinflussung unter Depolarisation des Herzmuskels, die zu Rhythmusstörungen und Herzstillstand führt. Ähnliches wurde am Nerv-Muskel-Präparat beobachtet: Eine rasche irreversible Erhöhung der Membranpermeabilität führt zur Depolarisation. Für die pharmakologische Wirkung ist auch der Substituent R mit verantwortlich; so sind Homobatrachotoxin und Batrachotoxin, die einen heterocyclischen stickstoffhaltigen Fünfring im Substituenten enthalten, etwa 300- bis 500mal aktiver als Batrachotoxin mit einem Proton als Substituenten R (Abb. 19).

Unter den *Dendrobates-Arten* finden sich chemisch sehr unterschiedliche Alkaloide, z. B. Decahydrochinoline, Alkaloide vom bicyclischen Spiropiperidintyp, die außerdem die ersten tierischen Verbindungen mit C-C-Dreifachbindung sind (in den Substituenten), z. B. das Histrionicotoxin aus *D. histrionicus* (Abb. 19).

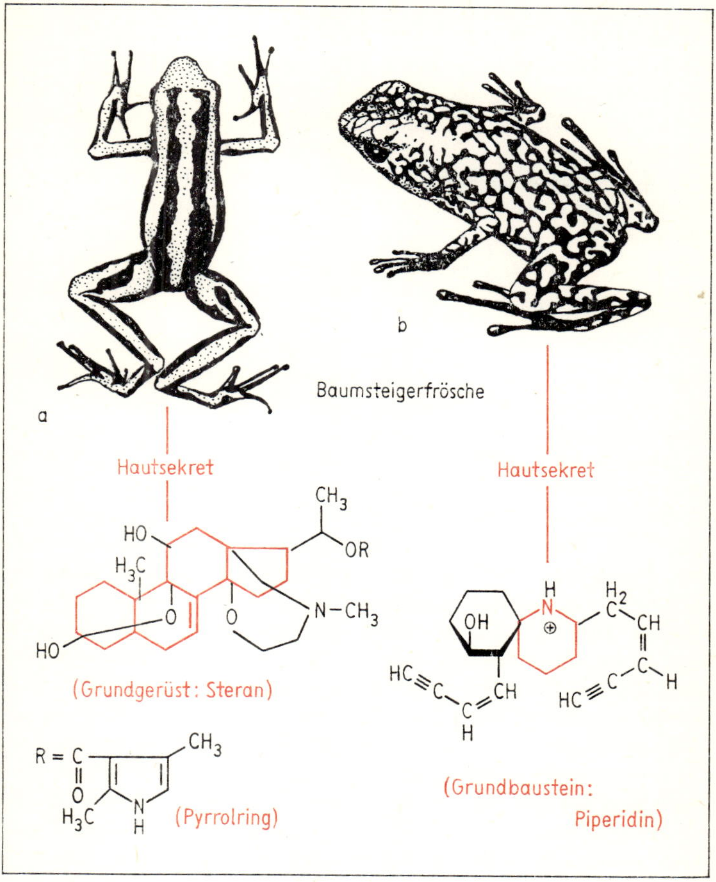


Abb. 19 Die Gifte der Baumsteiger- oder Farbfrösche werden von südamerikanischen Indianern als Pfeilgifte genutzt. Das Batrachotoxin (a) ist im Hautsekret des Frosches *Phyllobates aurotaenia,* das Histrionicotoxin (b) im Hautsekret von *Dendrobates histrionicus* enthalten.

Bei systematischen Untersuchungen an achtzehn *Dendrobates*-Arten konnten viele ähnliche, aber auch noch andere Alkaloide (90 verschiedene!) nachgewiesen und mittels modernster Analytik (computerunterstützter Massenspektrometrie) teilweise identifiziert werden.

## *Über Schlangen und das »Gila-Monster«*

Unter den Kriechtieren sind es die Schlangen, die sich teilweise durch extreme Giftigkeit auszeichnen.

Auch die Familie der im Süden der USA und in Mexiko heimischen Krustenechse *Heloderma* verwendet Toxine im Speicheldrüsensekret zum Beutefang, ohne einen direkten Giftapparat zu besitzen. Früher wurden die *Heloderma* häufig auch als »Gila-Monster« (Gila nach dem gleichnamigen Fluß und Tal in Neumexiko) bezeichnet. Ihre Existenz wird schon sehr frühzeitig, etwa um die Mitte des 17. Jahrhunderts, von Francisco Hernandez erwähnt.

Das Gift der Schlange ist gewissermaßen eines der »klassischsten« tierischen Gifte; denn Kleopatra VII. (69–30 v. u. Z.), die Geliebte Cäsars und Antonius', soll sich, von Oktavian besiegt, durch Schlangenbiß getötet haben. In den alten medizinischen Schriften der Inder (den Rig-veda des Susruta, 6. Jh. v. u. Z.), der alten Ägypter, der Araber, Perser, Griechen und Römer nimmt die Behandlung des Schlangenbisses stets breiten Raum ein, inspiriert sicherlich durch die Häufigkeit der Vergiftungen in den schlangenreichen wärmeren Breitengraden. In den Religionen und Mythen der alten Völker spielen die Schlangen eine ganz herausragende Rolle, oftmals bis hinein in den finstersten Aberglauben auch durchaus gelehrter Leute. So beschreibt Herodot geflügelte Schlangen, Aristoteles meint, daß ausgestochene Augen und abgeschnittene Schwänze wieder nachwachsen, und Aelian beschreibt eine Purpurschlange, die nicht beißt, sondern den Feind anspeit, dem darauf der getroffene Körperteil abfault.

Andererseits erkannte man aber schon frühzeitig bestimmte Heilwirkungen der Schlangengifte, wenn man sie auch nicht immer richtig anwendete. Die älteste Veröffentlichung datiert aus dem Jahre 2500 v. u. Z. und stammt aus Indien.

Das Schlangenfett spielte in der Volksmedizin bis ins 20. Jahrhundert eine Rolle als Mittel gegen Rheumatismus. Im US-Staat Connecticut bereitete man aus Klapperschlangeneiern ein Öl, das gegen Rheumatismus und Neuralgie wirksam sein sollte, und in Italien wurde Vipernbrühe vom Volke gegen gewisse chronische Krankheiten, Lähmungen und Hautkrankheiten angewendet.

Ein Axungia viperarum genanntes Mittel fand sich in der Pharmacopoea Wirtembergica aus dem Jahre 1760. Im 19. Jahrhundert bediente sich die Homöopathie des Schlangengiftes, und zwar fast als Universalheilmittel.

Die etwa 400 Giftschlangenarten gliedern sich in vier Familien, die Seeschlangen, Giftnattern wie Kobras und Mambas, Vipern und Grubenottern, Klapperschlangen.

Zu der Familie der Vipern gehören die in Mitteleuropa beheimateten Kreuzottern *(V. berus)* und Aspisvipern *(V. aspis)*. Auch die im allgemeinen als ungiftig angesehenen Schlangen wie die Ringelnatter besitzen Giftdrüsen. Jedoch sind diese sehr klein, sie liefern nur schwach wirksame Sekrete, und vor allem fehlt ihnen der voll ausgebildete Giftapparat der »Giftschlangen«, bestehend aus den der Ohrspeicheldrüse entsprechenden Giftdrüsen und hochspezialisierten Giftzähnen. Die bekannteste und verbreitetste europäische Giftschlange ist die Kreuzotter *(Vipera berus berus)*, wobei verschiedene geographische Rassen unterschieden werden müssen, z. B. die schwarze Mutante (die sog. Höllenotter), die rote zeichnungslose Variante (die sog. Kupferotter) oder die in Jugoslawien und Bulgarien beheimatete Balkankreuzotter *(Vipera berus bosniensis)*. Das Gift letzterer unterscheidet sich von den anderen Rassen; es hat eine starke neurotoxische Wirkung und kann nicht mit gewöhnlichem monovalentem Kreuzotterserum bekämpft werden.

Unter unglücklichen Umständen kann der Kreuzotterbiß sehr rasch tödlich sein. So ist bekannt, daß eine Erntearbeiterin drei Stunden nach einem Biß in die Fußvene starb; im allgemeinen jedoch ist er, sachgerecht mit polyvalentem Schlangenserum behandelt, in wenigen Tagen überstanden. Vor der Einführung des Schlangenserums lag die Mortalität bei 10 %, heute treten kaum noch Todesfälle auf. Gefährdet sind allerdings Kinder und Kranke. Die Gesamtzahl der jährlichen Todesfälle durch Schlangenbiß wurde Anfang der siebziger Jahre auf 30 000 bis 40 000 (ohne UdSSR und China) geschätzt; davon entfielen auf Europa etwa fünfzig.

Zu den häufigsten Giftschlangen Südeuropas gehört die Sandotter, in Österreich auch Hornotter genannt *(Vipera ammodytes)*, deren unbehandelter Biß häufig tödliche Folgen hat.

Einzelne Giftschlangen sind vom Aussterben bedroht, so ist in Mitteleuropa auch die Kreuzotter schon selten geworden, da man sie bis hinein ins 20. Jahrhundert oft massenweise ausgerottet hat. Bis ins 18. Jahrhundert hingegen wurde sie in manchen Gegenden, z. B. in Norddeutschland, geradezu zur Landplage, und es ist schon zu verstehen, daß für ihren Fang bzw. ihre Tötung Belohnungen ausgesetzt wurden. Besonders häufig war die Kreuzotter auch im Königreich Sachsen, wo allein in der Amtshauptmannschaft Oelsnitz in den Jahren von 1889 bis 1893 jeweils 2 140, 3 378, 2 513, 2 480 und 2 741 Exemplare abgeliefert wurden, in fünf Jahren also insgesamt 13 452 Stück. Als Prämien wurden dafür 3 670 Mark gezahlt. Im französischen Departement Haute-Saone gar wurden von 1864 bis 1890 300 000 Kreuzottern gegen Belohnung getötet.

Eine weitere in Südeuropa lebende Viper, giftiger als die Kreuzotter, ist die Aspisviper *(V. aspis)*, die ebenfalls in unterschiedlichen Varianten existiert.

Im äußersten Südosten Europas und auf der Insel Milos ist eine große und starke Giftschlange, die Levante-Otter *(V. lebetina)*, beheimatet; sie ist für Schlangenfarmen ein wichtiger Giftlieferant und im übrigen die einzige eierlegende Giftschlange Europas, alle anderen sind lebendgebärend.

Die Gifte der vier Schlangenfamilien und selbst mancher Arten untereinander unterscheiden sich in Zusammensetzung und Wirkungsweise; grundsätzliche Inhaltsstoffe sind peptidische Toxine und toxische Enzyme.

Die Reindarstellung des ersten speziellen Toxins gelang im Jahre 1938 aus dem Gift der südamerikanischen Klapperschlange *(Crotalus durissus terrificus)*. Das als Crotoxin bezeichnete Produkt wies sowohl toxische als auch enzymatische Aktivität auf. Die *Crotalus*-Arten zeichnen sich durch ein am Ende des Schwanzes sitzendes charakteristisches Gebilde aus, das aus einer Anzahl von kegelförmigen, beweglich ineinandergreifenden Schuppen bzw. Hornkegeln besteht. Durch rasche Bewegungen der Schwanzspitze vermag die Schlange damit ein rasselndes Geräusch oder Klappern zu erzeugen, daher die Bezeichnung »Klapperschlange« im Deutschen und »rattle snake« im Englischen. Etwa zur gleichen Zeit wurde ein – aus heutiger Sicht unreines – Neurotoxin aus Kobragift isoliert; erst 1965 gelang die Reindarstellung eines Kobragiftes aus der chinesischen Kobra *(Naja naja atra,* vgl. Abb. 20). Mittlerweile sind über zwanzig Toxine von Seeschlangen und Giftnattern in ihrer Primärstruktur bekannt. Erst die Auftrennung und Isolierung einzelner Toxine vermitteln ein exakteres Bild über die speziellen Wirkungsmechanismen.

Die Giftwirkung beruht auf speziellen, aus 60 bis 74 Aminosäureresten bestehenden Peptiden, wobei zwei grundlegende Gruppen unterschieden werden können, die curareähnlich wirkenden Neurotoxine (Nervengifte) und die Cardiotoxine (Herzgifte). Die Neurotoxine bewirken eine neuromuskuläre Blockade (d. h., sie blockieren die Übergangsstelle vom Nerv zur Muskelfaser, die Acetylcholinrezeptoren, und verhindern so die neuromuskuläre Reizübertragung durch den Transmitterstoff Acetylcholin – und dies im Unterschied zum Curare z. T. sogar irreversibel), während

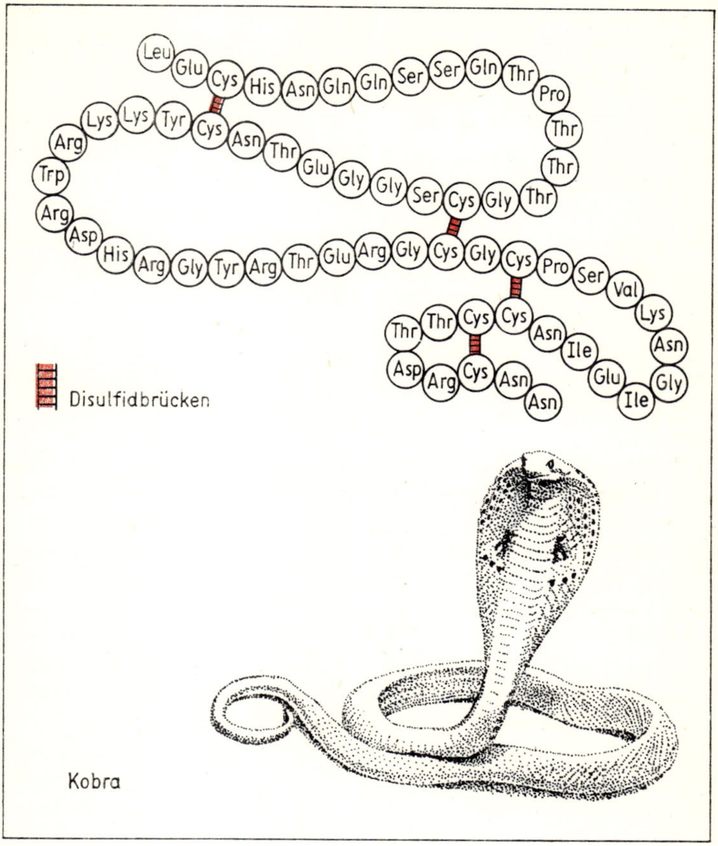


Abb. 20 Das curareähnlich wirkende Kobratoxin der chinesischen Kobra *(Naja naja atra)* besteht aus 62 Aminosäuren mit vier Disulfidbrücken.

die Cardiotoxine direkt an der Muskelmembran unter rascher irreversibler Depolarisierung angreifen (spontaner Erhöhung der Membranpermeabilität für alle Ionen), d. h. z. B. dem Herzmuskel die Fähigkeit zur wechselseitigen Entspannung und Kontraktion nehmen. Neurotoxine sind vor allem im Gift der Cobra-Arten und anderer Giftnattern enthalten, Cardiotoxine in den Giften vieler Giftnattern, Ottern und Grubenottern.

Nach den Bissen von Vipern und Grubenottern kommt es auch

zu schweren lokalen Schäden (Gewebsnekrosen, Blutungen). Zusätzlich können die Toxine von Klapperschlangen und vielen Giftnattern zerstörend auf rote Blutkörperchen wirken.

Auch lokalanästhetische Wirkungen sind zu beobachten. So wird der Biß der Kobra nach Angaben mehrerer Autoren als wenig schmerzhaft beschrieben und dadurch charakterisiert, daß sich sehr rasch eine Gefühllosigkeit um die Bißstelle ausbreitet.

Vipern und Grubenottern sind noch weniger gut erforscht, wenngleich das erste Toxin aus dem Gift der Klapperschlange isoliert wurde. Im allgemeinen tritt bei ihren Giften die neurotoxische Wirkung zugunsten toxischer Enzyme zurück, wobei der genaue Vergiftungsmechanismus noch nicht völlig geklärt ist.

Verschiedene zu toxischen Wirkungen Anlaß gebende Enzyme sind neben den peptidischen Toxinen in reichem Maße in Schlangengiften enthalten. Die Aufgabe der Enzyme dürfte zum einen darin bestehen, die Verdauung des unzerkleinert aufgenommenen Beutetieres zu fördern, zum anderen sind sie am Vergiftungsmechanismus beteiligt. Sichtbar wird dies darin, daß bei vielen giftigen Vipern und Klapperschlangen echte Toxine zu fehlen scheinen.

Die Wirkung besteht dann in einem raschen Blutdruckabfall, der Störung der Blutgerinnung, der Zerstörung von Gewebe und Blutgefäßen. Der Tod kann durch Schock, Embolien oder massive Blutungen in Organen und Körperhöhlen erfolgen. Die Enzyme sind also Auslöser von schädigenden Reaktionen bzw. Bildungsreaktionen von Substanzen, die zum Tode führen können; es dürfte sich dabei um das komplexe Zusammenwirken vieler Faktoren handeln. Die im wesentlichen vorkommenden Enzyme zählen zu den Hydrolasen; im einzelnen sind es esterspaltende Enzyme (z. B. Cholinesterase, Phospholipase A), peptidspaltende Enzyme (vor allem Proteasen und spezielle blutdrucksenkende und in die Blutgerinnung eingreifende Enzyme) und glycosidspaltende Enzyme (hauptsächlich Hyaluronidase). Die Hyaluronidase, die das Vordringen der Giftstoffe in das Körpergewebe fördern soll, und die Phospolipase A sind uns schon beim Bienengift begegnet.

Schlangengifte sind die einzigen Naturprodukte, in denen Enzyme in derart hoher Konzentration und Aktivität vorkommen, wodurch sie für den Biochemiker wesentliche Ausgangsmaterialien für die Isolierung einer ganzen Reihe wertvoller Enzyme geworden sind.

Als giftigste Schlange gilt die sehr seltene, im östlichen Zentralaustralien beheimatete Zornschlange *(Parademansia microlepidota)*, die eng mit dem oftmals als giftigste Art angesehenen australischen Taipan *(Oxyuranus scutellatus)* verwandt ist. Der Biß beider Schlangen führt in aller Regel zum Tode, wird nicht sofort ein spezifisches Antiserum gespritzt. Verantwortlich ist ein Toxinkomplex aus drei Polypeptidketten, die durch sehr unterschiedliche Ladungen ($\alpha$-Kette basisch, $\beta$-Kette neutral, $\gamma$-Kette stark sauer) zusammengehalten werden. Alle drei Ketten sind strukturell der Phospholipase A homolog. Das Toxin wirkt spezifisch an der präsynaptischen Membran der Nervenendplatte, wo es durch seine enzymatischen Eigenschaften die Membran durch Lipidhydrolyse zerstört. Dadurch wird sie für den Neurotransmitter Acetylcholin extrem durchlässig, der Nachschub an Transmitter wird ebenfalls gestört, und eine Blockade der neuromuskulären Erregungsübertragung ist die Folge.

Die Toxine der beiden Schlangen sind nahezu identisch, nur ist der Anteil dieses Toxins im Gesamtgift bei der *Parademansia* höher und macht sie daher etwa dreimal giftiger als den Taipan ($LD_{50}$ subkutan 20 $\mu$g/kg bzw. 65 $\mu$g/kg).

Zur therapeutischen Nutzung wird das Schlangengift in Schlangenfarmen durch Massieren der Giftdrüse und Auffangen gewonnen. Die nach Wasserentzug erhaltenen weißen bis gelben amorphen Pulver können, trocken und im Dunkeln aufbewahrt, mehrere Jahre ihre Aktivität und Wirkung behalten. In europäischen Schlangenfarmen spielt die im südlichen Europa beheimatete Sandotter eine gewichtige Rolle. Die regelmäßig »gemolkenen« Schlangen sind früher oder später verbraucht und müssen durch neue ersetzt werden.

Die Gewinnung ist recht mühsam. Bei einem Kreuzotterbiß werden beispielsweise nur etwa 30 mg Giftflüssigkeit erhalten, die nach Trocknung 10 mg Rückstand ergibt.

Die therapeutische Nutzung der Schlangengifte erfolgt, z. B. bei der unspezifischen Reiztherapie in Form von Einreibungen, bei Rheuma, Ischias, chronischen Muskel- und Gelenkentzündungen. Weiterhin werden bzw. wurden Schlangengifte auch als Blutstillungsmittel und gegen Epilepsie verabreicht.

Noch ein paar Worte zur Geschichte der Entwicklung des heute zur Behandlung des Schlangenbisses weltweit genutzten mono- und polyvalenten Schlangenserums.

Da man beobachtet hatte, daß Tiere, die mit nichttödlichen Mengen von Schlangengiften vergiftet worden waren, bei weiteren Versuchen mit demselben Gift weniger empfindlich reagierten, begann H. Sewall im USA-Staat Michigan mit systematischen Immunisierungsversuchen an Tauben unter Verwendung eines Klapperschlangengiftes. In den folgenden Jahren von zahlreichen Forschern an unterschiedlichen Tieren und mit unterschiedlichen Schlangengiften durchgeführte Versuche erbrachten, daß das Serum eines immunisierten Tieres, einem nichtimmunisierten Tier eingespritzt, letzteres gegen die Wirkungen des Schlangengiftes ebenfalls schützen kann. Dies war die Geburtsstunde des Schlangenserums; denn aufgrund der zahlreichen gelungenen Tierversuche faßte Calmette in Lille (Frankreich) die praktische Verwertung eines derartigen Heilserums bei der Therapie des Schlangenbisses ins Auge. Im Institut Pasteur in Lille gelang es Calmette schließlich Ausgang des 19. Jahrhunderts, durch fortgesetzte Einverleibung allmählich gesteigerter Mengen von Kobragift Pferde so weit zu immunisieren, daß sie schließlich die Injektion von 2 g trockenem Kobragift, d. h. die 200fache Menge der ansonsten tödlichen Dosis, ohne Reaktion vertrugen. Zu diesem Zeitpunkt wurden die immunen Tiere zur Ader gelassen, und daraus wurde das Serum gewonnen, das im Tierversuch auf seine »antitoxische« Wirkung geprüft wurde. Man hatte damit das erste »monovalente« Schlangenserum, wirksam gegen das Gift der Kobra und nahe verwandter Schlangen. Von Calmette kam auch der Vorschlag zur Entwicklung eines sogenannten polyvalenten Serums, indem man die zur Serumgewinnung genutzten Tiere gleichzeitig mit den Giften verschiedener Schlangenarten behandelt.

Interessant ist, daß die Immunisierung durch allmählich gesteigerte Schlangengiftdosen sowohl im klassischen Altertum als auch bei einer Reihe von Naturvölkern bereits bekannt gewesen sein muß. So berichtete Lucanus (Pharsalia 9, Vers 835–878) über gegen Schlangengifte immune Menschen. Ähnliche Angaben finden sich auch in seriösen älteren Reisebeschreibungen. So soll es bei den Hottentotten häufig vorgekommen sein, daß sie den Inhalt der Giftdrüsen von gefangenen Schlangen ausgepreßt und getrunken haben. Sie behaupteten, danach nur von leichtem Schwindelgefühl befallen zu werden und spätere Bisse ohne Schäden ertragen zu können. Auch bei den Eingeborenen von Mexiko und Südamerika, besonders Brasilien, soll es Brauch gewesen sein, sich durch vielfaches Ritzen der Haut mit den Giftzähnen von Schlangen vor späteren Bissen zu schützen.

Shay berichtete 1844 über eine Sekte von Schlangenbeschwörern, die Aissaua (Eisowy, Issawa), die bei ihren Vorstellungen fortwährend mit Schlangen hantierten, deren Giftigkeit durch Kontrollversuche mit Tieren erwiesen war, ohne irgendwelche Schädigungen durch deren Biß zu erleiden. Die Mitglieder beriefen sich auf den vermutlichen oder tatsächlichen Gründer der Sekte, Seedna Eiser, der um die Mitte des 17. Jahrhunderts in Miknäs (Miknassa) gelebt haben soll. Auf dem Wege durch die Wüste Soos soll er von einer großen Zahl seiner Anhänger begleitet worden sein. Als diese hungerten und nach Brot schrien, erwiderte er ihnen ärgerlich den gewöhnlichen arabischen Fluch: »Kool sim!« (»Nehmt Gift!«) Fest an ihren Propheten glaubend, befolgten seine Anhänger den vermeintlichen Rat, indem sie zukünftig Schlangen und andere Reptilien aßen, wodurch sie gegen Schlangengift immun geworden sein sollen.

Recht verworren und z. T. abenteuerlich war die Schlangenbißtherapie vor der Entdeckung des Schlangenserums. Sie reichte von so brutalen Vorschlägen wie dem sofortigen Abhauen des betroffenen Gliedes, dem Ausbrennen mit glühendem Eisen oder dem Abbrennen von Schießpulver auf der Bißstelle über äußerliche und intravenöse Ammoniakanwendung, die Gabe von Strychnin oder Pilocarpin bis hin zur Injektion von Oxydationsmitteln in die Umgebung der Bißstelle. Noch Anfang dieses Jahrhunderts wurden zu diesem Zwecke Chlorwasser, Kaliumpermanganat, Chromoxid und Eau de Javelle (Hypochloritlösung) empfohlen.

## *Gibt es giftige Säugetiere?*

Eines der wenigen aktiv giftigen Säugetiere ist das in Australien beheimatete Schnabeltier. Das Männchen besitzt an beiden Hinterfüßen einen beweglichen, von einem feinen Kanal durchzogenen Sporn, der mit einer in der Hüftgegend gelegenen Giftdrüse verbunden ist. Bereits im Jahre 1817 berichtete Sir John Jamieson über die Wirkungen des Sekrets bei einem Jagdunfall. Ein Jagdgehilfe holte ein angeschossenes Schnabeltier aus dem Wasser, wobei ihm das Tier den Sporn derart fest in die Hand bohrte, daß es erst einmal getötet werden mußte, um ihn wieder zu entfernen. Die Hand schwoll sofort stark an, eine Entzündung verbreitete sich rasch bis hin zur Schulter, und heftige Schmerzen setzten ein. Die äußerlichen Symptome glichen denen nach Schlangenbiß. Der Verletzte mußte mehrere Tage das Bett hüten und konnte erst nach neun Wochen die Hand wieder gebrauchen.

Schließen möchten wir dieses Kapitel mit einem Beispiel der Janusköpfigkeit des Giftbegriffes. Wir haben schon gesehen, daß eine Reihe tierischer Gifte auch als Heilmittel Anwendung findet, was uns im Pflanzenreich noch augenfälliger werden wird. Die Dosis entscheidet darüber, ob ein therapeutischer, ein toxischer oder gar ein letaler Effekt auftritt. Bei den tierischen Giften können es z. B. auch Vitamine sein, die einerseits lebensnotwendige

Stoffe sind, andererseits bei Überdosierung sogar tödliche Wirkung entfalten können (Hypervitaminose).

So enthalten die Eisbärleber, die Leber des grönländischen Haufisches *(Somniosus microcephalus)* und andere Fische oft gewaltige Mengen an Vitamin A; beispielsweise ist der Tagesbedarf eines Erwachsenen in 200 mg (!) Eisbärleber enthalten. Vergiftungen mit Eisbärleber bei Eingeborenen des arktischen Gebietes oder Expeditionsteilnehmern sind schon tödlich gewesen; häufiger kommt es jedoch zu chronischen Vergiftungen.

# Mikroorganismen als Giftproduzenten

## *Botulinustoxin – das giftigste Gift?*

Als Mikroorganismen bezeichnen wir kleinste, gewöhnlich nur durch das Mikroskop sichtbare Organismen des Tier- oder Pflanzenreiches wie Viren, Bakterien, bestimmte Pilze und Algen sowie Einzeller. Oftmals ist ihre Zuordnung in das Tier- oder Pflanzenreich recht schwierig bzw. umstritten. Aufgabe und Wirkung der Mikroorganismen in der Natur sind sehr vielfältig. So spielen viele Bakterien und Pilze eine bedeutende Rolle im Stoffkreislauf der Natur. Andererseits ist eine Reihe von Vertretern bekannt, die dem Menschen gefährlich werden können, z. B. als Erreger zahlreicher Infektionskrankheiten oder – was uns in diesem Rahmen besonders interessiert – dadurch, daß sie in Nahrungsmitteln vor deren Verzehr giftige Stoffwechselprodukte produzieren (wie beispielsweise *Clostridium botulinum* und Schimmelpilze) bzw. Toxine enthalten, die im menschlichen Organismus freigesetzt werden (wie die Toxine der Salmonellen oder von *Clostridium perfringens*). Wir wollen zunächst auf einige wichtige Bakterien eingehen, die besonders gefährlich sind, weil man sie auf Nahrungsmitteln auf Anhieb nur schwer erkennt. In der heutigen Zeit der Massenverpflegung in Kantinen und Restaurants, der großen Lebensmittelkaufhallen und des Massenkonsums leichtverderblicher Waren (Torten, Eis usw.) muß bei der Zubereitung (z. B. durch Autoklavieren) und bei der Lagerung (durch eine ununterbrochene Kühlkette) darauf geachtet werden, keine Lebensbedingungen für die allgegenwärtigen Mikroorganismen zu schaffen. Die häufigsten Lebensmittelvergiftungen durch bakterielle Toxine sind auf die Enterotoxine der Staphylokokken zurückzuführen; sie rufen schwere Brechdurchfälle hervor, die in seltenen Fällen auch mit einem Kreislaufkollaps einhergehen können. Gelangen Staphylokokken (z. B. aus eiternden Wunden, Nasenschleim) auf eiweiß- oder kohlenhydratreiche Nahrungsmittel, so können sie sich auf solchen Nährböden rasch vermehren und ein bis sechs Stunden nach Verzehr solchermaßen behafteter Lebensmittel zu den beschriebenen Vergiftungssymptomen führen. Die Gifte sind proteinartige Substanzen mit einem Molgewicht von 15 000 bis 25 000. Sie werden auch durch Erhitzen nicht zerstört.

Eine andere toxinbildende Bakteriengruppe bilden die Salmonellen. Ganz besonders gefährdet sind Eier (und da wiederum Enteneier, die deshalb in vielen Ländern für die industrielle Nahrungsmittelproduktion verboten sind). Die Endotoxine können durch Erhitzen zerstört werden. Ansonsten kommt es nach 6 bis 48 Stunden zu Entzündungen des Dünndarmes, z. T. mit Fieber, Erbrechen und Durchfällen, die in äußerst seltenen Fällen sogar zum Tode führen können.

Am gefährlichsten jedoch – wenn auch heutzutage äußerst selten – sind Lebensmittelvergiftungen durch das weltweit (z. B. in Straßenstaub und Boden) verbreitete Bakterium *Clostridium botulinum* bzw. die produzierten Botulinustoxine. Diese Bakterien gedeihen besonders gut in eiweißreichen Konserven, aber auch Gemüsekonserven, von denen man bei Gasentwicklung (geblähte Deckel!) die Finger lassen sollte.

Konserven und andere luftfrei verpackte Lebensmittel sind besonders gefährdet, da die Bakterien lediglich in anaerobem Medium gedeihen. Stark säurehaltige Konserven sind meist unbedenklich, da die Vermehrung der Bakterien bei pH 5,4 zum Stillstand kommt; auch dreißigminütiges Erhitzen zerstört die Toxine, und Lagerung bei Temperaturen unter 3 °C hemmt das Bakterienwachstum und damit die Toxinbildung. Die grundsätzliche Möglichkeit der Giftbildung in Konserven sollte jedoch nicht zu Angst verleiten; denn die modernen Konservierungsmethoden, z. B. durch Autoklavieren, töten die Keime ab. So ist in den USA seit 1925 bei industriell erzeugten Konserven kein einziger Vergiftungsfall durch Botulinustoxine vorgekommen, und das bei einer Jahresproduktion von etwa 20 Milliarden Dosen. Gefahren lauern jedoch mitunter in den selbstkonservierten Obst- und Gemüsegläsern.

Die Exotoxine (Stoffwechselprodukte der Bakterienzelle) rufen nach etwa zwölf Stunden (z. T. auch später) Übelkeit, Doppeltsehen, Schluck- und Sprachstörungen, Blasen- und Darmlähmung hervor; Atemlähmung kann schließlich zum Tode führen, was relativ häufig zu beobachten ist (hohe Mortalität). Das Toxin blockiert die Endaufzweigungen der parasympathischen und motorischen Nervenendigungen, so daß der ankommende nervöse Reiz kein Acetylcholin mehr freisetzen kann, d. h., in diesem Falle werden nicht die Acetylcholinrezeptoren besetzt (vgl. Abb. 21). Man ist nicht in der Lage, nach dieser Fixation die Lähmungserscheinungen zu verhindern oder wieder aufzuheben. Heute sind verschiedene Stämme des *Clostridium botulinum,* die sechs verschiedene Gifte produzieren, bekannt; sie unterscheiden sich zwar in der Toxizität, nicht aber im Wirkungsmechanismus. Sie gehören zu den toxischsten Stoffen, die man überhaupt kennt. Es handelt sich chemisch um Globuline mit hohen Molekulargewichten. So hat das Botulinustoxin vom Typ A ein Molgewicht von etwa 1 Million. Von diesem Typ reichen 10 $\mu$g oral aus, um einen Menschen zu töten. Am giftigsten ist der Typ B, der bei Mäusen eine $LD_{50}$ von 0,000 002 $\mu$g/kg i. v. besitzt (vgl. Tab. 5). Die tödliche Dosis dieses Botulinustoxins für den Menschen soll etwa 0,1 $\mu$g betragen.

Der Botulinuswirkstoff wurde in einigen Ländern während des zweiten Weltkrieges produziert, kam jedoch glücklicherweise nicht zum Einsatz. Man hat berechnet, daß knapp 30 g reines Gift ausreichen würden, um 200 Millionen Menschen zu töten. Versuche in Kanada haben die fürchterliche Wirkung gezeigt: Nach Versprühen des Toxins aus dem Flugzeug war nach sechs Stunden jegliches tierisches Leben vernichtet. Daß die Lebensmittelvergiftungen durch bakterielle Toxine nicht ganz unbedeutend sind, mag eine Zahl verdeutlichen. Von den 1969 in den USA registrierten 371 Lebensmittelvergiftungen (bei 28 563 Personen) waren 65,5 % auf Bakterientoxine zurückzuführen; darunter 25,3 % auf Staphylokokken, 13,2 % auf Salmonellen und 2,7 % auf *Clostridium botulinum.*

## *Cholera und Diphtherie – Vergiftungen?*

Bakterielle Exotoxine sind auch die Ursache solch gefährlicher Krankheiten wie Wundstarrkrampf, Cholera und Diphtherie.

Symptome einer schweren Epidemie, die 1735 im Osten von Nordamerika (den damaligen Neu-England-Provinzen) ausbrach und bis 1740 etwa 20 % aller kleinen Kinder tötete, waren hohes Fieber, starke Halsschmerzen und letztlich Gewebszerstörungen an den inneren Organen, speziell am Herzen. Die Krankheit bekam den Namen Diphtherie, da sie durch das grampositive Bakterium *Corynebacterium diphtheriae* verursacht wurde. Daß nicht das Bakterium verantwortlich sein konnte, sondern eine von den Bak-

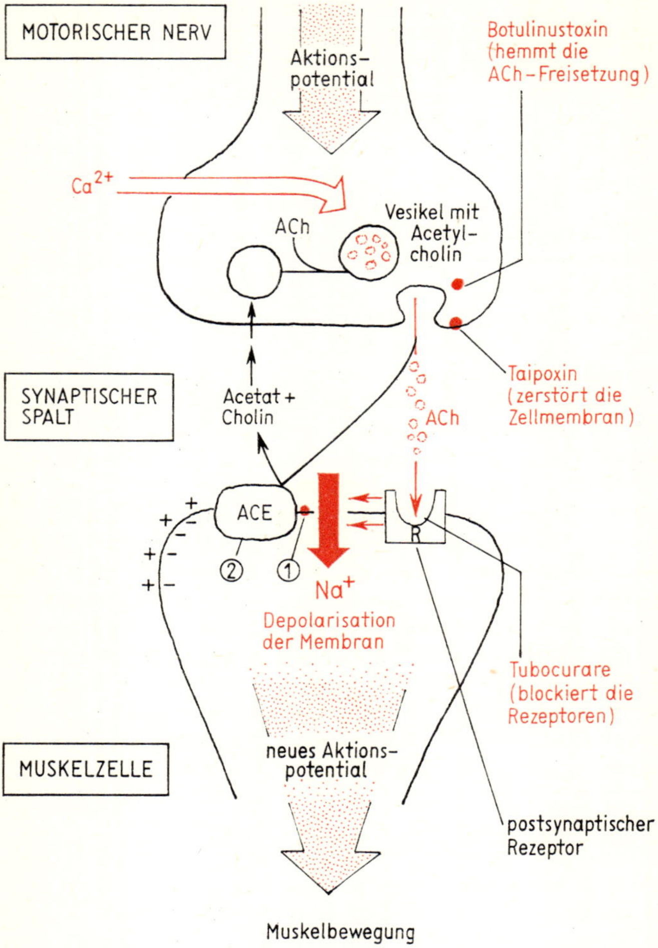


① Tetrodotoxin, Saxitoxin
(machen die Membran undurchlässig für $Na^+$)

② Acetylcholinesterase
(spaltet das ACh nach Reizvermittlung)

| Gift | enthalten in | tödliche Dosis ($LD_{50}$ Maus in $\mu$g/kg) |
|---|---|---|
| Botulinustoxin | Bakterium Clostridium botulinum | 0,00003 |
| Tetanustoxin | Bakterium Clostridium tetani | 0,0001 |
| Diphterietoxin | Bakterium Corynebacterium diphteriae | 0,3 |
| Crotalustoxin | Klapperschlange | 0,2 |
| Cobratoxin | Kobra | 0,3 |
| Batrachotoxin | Pfeilgiftfrosch Phyllobates aurotaenia | 2 |
| Tetrodotoxin | Fugu-Fisch, Salamander Taricha torosa, Molch Triturus cristatus | 8–9 |
| Saxitoxin | Dinoflagellat Gonyaulax (sekundär: Muscheln) | 9 |
| Serotonin | z. B. Pfeiffrösche, einige Quallen, Skorpione | 300 |
| Bufotoxin | Kröte Bufo vulgaris | 400 |
| Samandarin | Salamander Salamandra maculosa | 1 500 |
| Curare | Chondodendronarten | 500 |
| Strychnin | Strychnos-Arten | 500 |
| $\alpha$–Amanitin | Grüner Knollenblätterpilz | 300 (nach Wieland) |
| Muscarin | Pilze, Amanita-Arten | 1 100 |
| Natriumcyanid | | 10 000 |

Tabelle 5 Toxizität einiger Naturgifte (nach Habermehl, Tsuda)

Abb. 21 Prinzip der synaptischen Reizübertragung zwischen Nerven- und Muskelzellen und Angriffsmöglichkeiten für neuromuskulär wirkende Gifte

terien ausgeschiedene lösliche Substanz, bemerkten die Ärzte schon recht frühzeitig; denn die Bakterien wurden stets nur auf den Halsschleimhäuten, niemals in den zerstörten inneren Organen gefunden.

Diese frühen Vermutungen konnten später glänzend bestätigt werden, indem man das Bakterium auf einem künstlichen Nährboden kultivierte und in diesen Kulturen relativ große Mengen eines toxischen Proteins nachwies, das die typischen Diphtheriesymptome verursachte und von dem schon einige millionstel Gramm einen Menschen töten. Den Wirkungsmechanismus begann man Anfang der sechziger Jahre an tierischen Zellkulturen zu untersuchen. Das Toxin besteht aus einem einzigen Protein mit zwei Disulfidbrücken. In einem komplizierten Geschehen wird durch das Toxin das Nicotinamid-Adenin-Dinucleotid in Nicotinsäureamid und Adenosindiphosphat-Ribose gespalten. Letztere ist in der Lage, in die Proteinsynthese einzugreifen und diese völlig zum Erliegen zu bringen; Folge ist der Zelltod.

Hauptsymptome der Cholera sind Durchfall und Erbrechen, z. T. so schwer, daß der Betroffene an einem Tag bis zu 20 l Flüssigkeit einschließlich der gelösten Elektrolytsalze verliert. Der Körper trocknet regelrecht aus, und die normalen Körperfunktionen können nicht mehr aufrechterhalten werden. Die asiatische Cholera war bis zum 19. Jahrhundert nahezu ausschließlich auf Asien beschränkt, sie hat sich mit Ausweitung der Verkehrsverbindungen auf allen Kontinenten ausgebreitet und ist auch heute noch nicht ausgerottet. Die Verbreitung erfolgt im allgemeinen durch das Trinkwasser, das durch den Kot infizierter Menschen belastet wurde.

Der Erreger, das gramnegative Bakterium *Vibrio cholerae*, gedeiht speziell im menschlichen Darm, wo es auch – wie um 1950 gefunden wurde – ein Exotoxin ausscheidet, das die Eigenschaften des Darmepithels so verändert, daß in großen Mengen Wasser und Salze in das Darmlumen abgegeben werden. Das Toxin ist komplizierter gebaut als das Diphtherietoxin; es führt zur Stimulierung eines Enzyms, der Adenylatcyclase, das die Ausscheidung von Wasser und Salzen steuert.

## *Krebs durch Schimmel*

Verschiedene Mikropilze sind in der Lage, Gifte (sogenannte Mycotoxine) zu bilden. Seit Anfang der sechziger Jahre stehen die Schimmelpilze im Mittelpunkt der Forschung. Dabei sind viele

Schimmelpilzarten durchaus nützliche Hilfsmittel bei der Produktion hochwertiger Nahrungsgüter, wie z. B. der Käsesorten Camembert, Roquefort und anderer Schimmelkäse; der Pilz *Botrytis cinerea* wird zur Aromatisierung besonders hochwertiger Weine verwendet.

Auch das oft lebensrettende Antibiotikum Penicillin ist das Produkt eines Schimmelpilzes *(Penicillium notatum)*. Dabei muß man sich im klaren darüber sein, daß natürlich auch ein Antibiotikum ein Gift ist, ein Gift, das in der Lage ist, Mikroben abzutöten. Neben diesen nutzbaren Schimmelpilzen gibt es jedoch auch eine ganze Reihe, die für Mensch und Tier toxische Mycotoxine produziert. Die Anzahl der bekannten Mycotoxinbildner ist heute bereits so groß, daß wir uns auf die wesentlichsten beschränken müssen.

Herausragend in seinem Bekanntheitsgrad und seiner Toxizität ist der Pilz *Aspergillus flavus,* der die gefährlichen Aflatoxine produziert. Er vermehrt sich bevorzugt auf Erdnüssen, Käse und Getreideerzeugnissen. In diesem Zusammenhang kam man dem Pilz überhaupt erst auf die Spur, als Anfang der sechziger Jahre in Großbritannien 100 000 Truthühner an einer mysteriösen Krankheit, die man als »turkey X disease« bezeichnete, zugrunde gingen. Alle Tiere zeigten bei der Sektion schwere Schädigungen und Blutungen der Leber. Als Ursache ermittelte man schließlich stark verschimmeltes brasilianisches Erdnußmehl (Futtermittel) bzw. die verantwortlichen Gifte, die Aflatoxine. Ihre Struktur wurde 1965 aufgeklärt.

Heute kennt man bereits rund 25 Schimmelpilze, die Aflatoxine produzieren, in der Hauptsache *Aspergillus-* und *Penicillium*-Arten, die auf unterschiedlichsten Lebensmitteln gedeihen können. Auch von den Aflatoxinen ist schon eine Reihe unterschiedlicher chemischer Strukturen bekannt. Es handelt sich um kondensierte sauerstoffhaltige Ringe, die das Strukturelement der Cumarine enthalten. Die besondere Gefahr bei befallenen Lebensmitteln liegt in der unangenehmen Eigenschaft der Aflatoxine, in die befallenen Lebensmittel hineinzudiffundieren, so daß nicht nur der oberflächige Schimmelrasen gefährlich ist, sondern auch die scheinbar nicht befallenen unteren Schichten.

Die Aflatoxine haben nicht nur eine ausgeprägte akute Toxizität, wie sie sich in dem Massensterben der englischen Truthühner gezeigt hat, sie sind auch extrem cancerogen. Die akuten Gefahren sind beim Menschen nicht so sehr von Bedeutung, da stark verschimmelte Lebensmittel wohl kaum verzehrt werden und 1 bis 7 mg/kg tödlich wirken. Das wirkliche Problem liegt in der Spät-

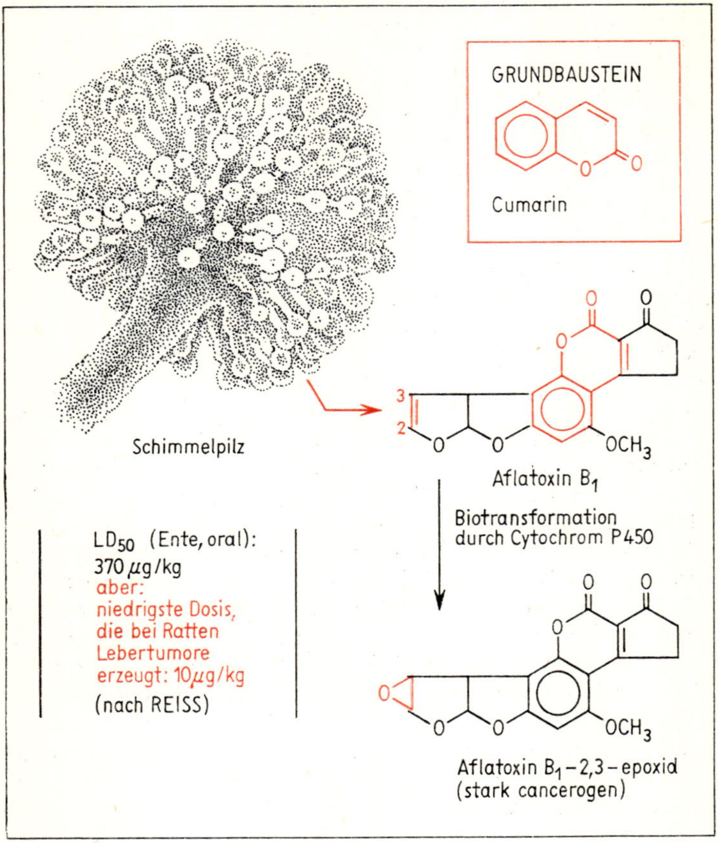


Abb. 22 Das Aflatoxin $B_1$ aus dem Schimmelpilz *Aspergillus flavus* metabolisiert im Körper zum 2,3-Epoxid, das mit Proteinen, DNS und RNS reagiert und dadurch einen Krebs auslösen kann.

Abb. 23 Weitere bekannte Schimmelpilz-Toxine und ihre Hauptwirkungen im Tierexperiment

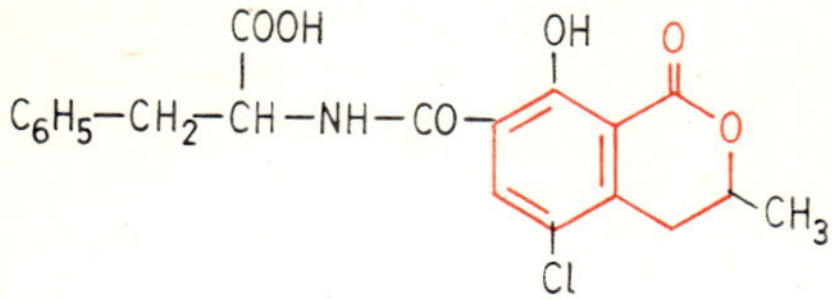

Ochratoxin A aus
Aspergillus ochraceus u.a.
(Getreideerzeugnisse)
führt zu Leber- und Nierenschäden, Krebs

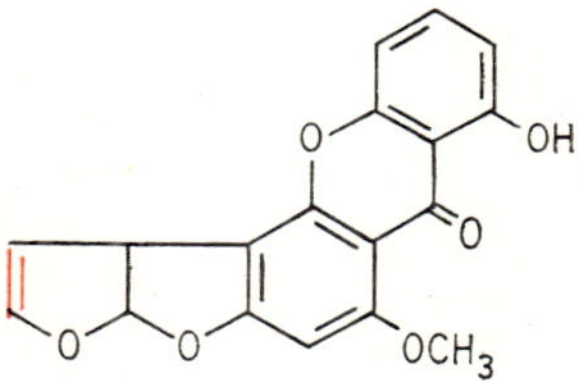

Sterigmatocystin aus
A. versicolor
(Getreideerzeugnisse u.a.)
führt zu Leber- und Nierenschäden, Krebs

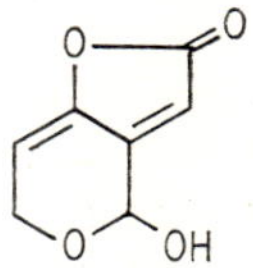

Patulin aus
A. clavatus und Penicillium urticae
(Malz, Fruchtsäfte)
führt zu Blutungen der Gewebe

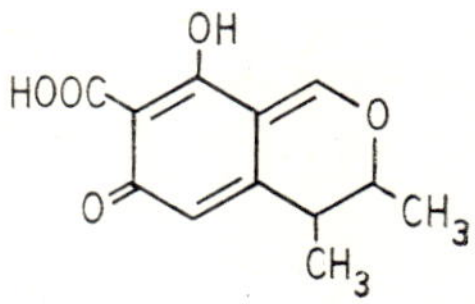

Citrinin aus
P. citrinum u.a.
(Reis u.a.)
führt zu Nierenschäden

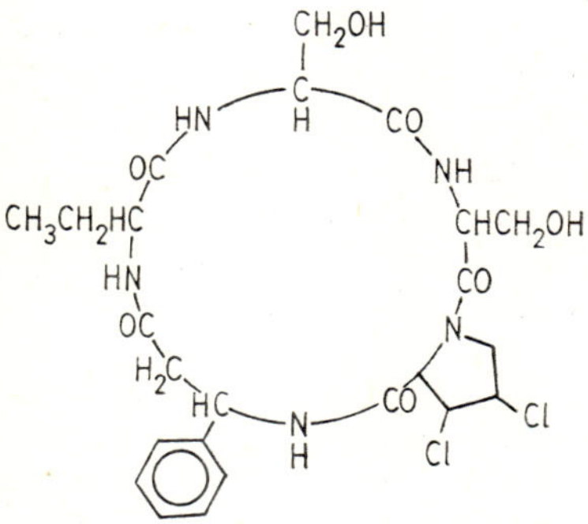

Islanditoxin aus
P. islandicum
(Reis u.a.)
führt zu Krebserkrankungen, Leberschäden

schadenwirkung. Das Aflatoxin $B_1$ ist das stärkste zur Zeit bekannte Cancerogen; es ist rund 75mal wirksamer als das Cancerogen Dimenthylnitrosamin. 10 $\mu$g führen bei der Ratte unausweichlich zum Leberkrebs (vgl. Abb. 22).

Bei einigen Bantustämmen, die sich vorwiegend von schimmelanfälligen Erdnüssen und Getreidesorten ernähren, ist eine signifikante Erhöhung des Leberkrebses beobachtet worden, die mit der Wirkung von Aflatoxinen in Verbindung gebracht wird. So leiden von je 100 000 Menschen an primärem Leberkrebs 0,18 Dänen, 1,7 weiße Nordamerikaner, aber 14 Bantus.

Im Tierexperiment wurde eine Reihe weiterer cancerogener Mycotoxine gefunden, deren krebserzeugendes Potential meist jedoch wesentlich geringer ist und die auch kaum in menschlichen Nahrungsmitteln vorkommen, abgesehen vom Patulin, das gelegentlich in Fruchtsäften auftritt. Seine cancerogene Wirkung konnte jedoch im Tierexperiment nicht bewiesen werden. Patulin wird von verschiedenen *Penicillium*- und *Aspergillus*-Arten gebildet (vgl. Abb. 23).

Andere Mikropilze können durch ihre Gifte vor allem Tiere gefährden. Wesentlich ist z. B. die 1928 in Dänemark bei Schweinen entdeckte toxische Nephropathie, eine schwere Nierenschädigung, hervorgerufen durch die Ochratoxine A und B von *Penicillium viridicatum,* das zudem den Giftstoff Citrinin und andere Toxine produziert. Ochratoxine werden auch von anderen Pilzen, so von *Aspergillus ochraceus,* auf Getreide, Gemüse usw. gebildet. Das cancerogene Potential liegt nur wenig unter dem des Aflatoxins $B_1$.

Citrinin, das ebenfalls ein ausgesprochenes Nierengift ist, wird noch von verschiedenen *Penicillium*- und *Aspergillus*-Arten gebildet, u. a. von *P. citrinum* auf Reis.

Ein starkes Lebercancerogen ist auch das cyclische Peptid Islanditoxin (Abb. 23), einer von mehreren cancerogenen Inhaltsstoffen von *Penicillium islandicum,* das besonders häufig auf Reis (und auch in Sake, dem Reiswein) nachgewiesen wurde.

Aus *Aspergillus versicolor* wurde das Sterigmatocystin isoliert, das bei Ratten nektrotische Leber- und Nierenschäden erzeugt. Im chemischen Bau ähnelt es den Aflatoxinen, ist aber weniger toxisch.

Mittlerweile sind die von Pilzen gebildeten Mycotoxine kaum noch überschaubar, da mit den modernen analytischen Methoden, z. B. der Massenspektroskopie, immer neue Gifte gefunden werden. Beispielsweise sind heute von *P. islandicum* vier Cancerogene (Islanditoxin und Cyclochlorotin [cyclische Peptide], Luteoskyrin und Rugulosin [Anthrachinone]) sowie Skyrin, Rubroskyrin, Iridoskyrin, eine noch unbekannte Substanz vom Molgewicht 214 bis 216 sowie ein ebenfalls noch unidentifiziertes hochtoxisches cyclisches Peptid bekannt. 1969 kannte man nur das Luteoskyrin und ein strukturell nicht gesichertes chlorhaltiges Cyclopeptid.

Wir möchten diesen »Ausflug« in die Mycotoxinbildung daher mit dem Hinweis schließen, daß nach vorsichtigen Schätzungen gegenwärtig über 10 000 Publikationen zum Thema »Mycotoxine« vorliegen sollen.

Einen weiteren Mikropilz, den Mutterkornpilz, werden wir später noch kennenlernen.

# Pflanzengifte und Giftpflanzen

## *»Giftesser« im Pflanzenreich und »Giftproduzenten«*

In einem kurzen Kapitel einen Überblick über Pflanzengifte zu geben ist nahezu unmöglich, da eigentlich jede Pflanze wirksame chemische Inhaltsstoffe besitzt. Daneben können bestimmte Pflanzen auch noch »sekundär« toxisch sein, d. h. schädliche Stoffe aus dem Boden aufnehmen. So sind Pflanzen bekannt, die besonders gut auf schwermetallreichen Böden (z. B. auf Halden des Erzbergbaus) gedeihen und Schwermetalle anreichern. Eine bekannte »Zinkpflanze« ist das in Belgien, den Niederlanden und der BRD (Rheinland und Westfalen) vorkommende Galmei-Veilchen *(Viola galaminaria).* Auf selenreichen Böden Nordamerikas und Australiens können Vertreter der Gattung *Astragalus* dieses anstelle von Schwefel in zentrale Stoffwechselprodukte (z. B. Selenoaminosäuren) einbauen; auf den fluorhaltigen Böden Afrikas, Südamerikas und Australiens sind es die Vertreter der Gattung *Acacia,* die z. B. Fluoressigsäure (aus der Militärchemie als Sabotagegift bekannt) sowie höhere Fluorfettsäuren aufbauen.

Viele Pflanzen können – besonders bei reichlichem Düngerangebot – in ihren Stengeln und Blättern Nitrate anreichern. Dazu gehören Gemüsesorten wie Sojabohne, Gurke, Rübe, Radieschen, Rettich, Spinat und Mangold. Dies ist für den Erwachsenen primär ungefährlich (wenngleich die Möglichkeit der Nitrosaminbildung im Organismus diskutiert wird), kann jedoch bei Säuglingen, die z. B. reichlich mit Spinat ernährt werden (falls dieser zu hohe Nitratgehalte aufweist), zu schweren Vergiftungen führen (vgl. S. 24). 6,5 mg Nitrationen je Kilogramm reichen zur Vergiftung aus. Zwischen 1959 und 1965 wurden in der BRD 15 Fälle von Vergiftungen nach Spinatgenuß bei Säuglingen beschrieben.

Bei den »Giftproduzenten« fällt eine vernünftige Systematisierung sehr schwer; denn schon die einfachsten Vertreter aus dem Pflanzenreich, die Algen, enthalten bzw. produzieren die unterschiedlichsten Giftstoffe. Unter bestimmten Bedingungen (Nährstoffen, Temperatur, Licht) können Algen massenweise auftreten, wodurch das ökologische Gleichgewicht der Gewässer katastrophal gestört werden kann, z. B. mit der Folge eines großen Fischsterbens und des Todes von Wasservögeln. Häufig werden die Algentoxine in Fischen und Muscheln gespeichert, die sich von Algen ernähren, und können so auch dem Menschen gefährlich werden (vgl. S. 46). Wir wollen in diese Betrachtungen die Blaualgen mit einbeziehen, obwohl sie den Bakterien näherstehen als allen anderen Algenarten; sie werden daher oft zutreffender als Cyanobakterien bezeichnet.

Dinoflagellaten der Gattung *Gonyaulax* haben wir bereits bei den Vergiftungen durch Muschelgenuß kennengelernt. Ihre Toxine, Saxitoxin und Derivate, gehören zu den wirksamsten Naturprodukten.

Die Algendichte kann u. U. in Tagen von etwa zehn bis hundert Zellen je Milliliter Meerwasser auf über 100 000 anwachsen.

Zu den Phytoflagellaten gehört *Prymnesium parvum*, auf dessen Vorkommen die schon im Alten Testament erwähnte blutrote Verfärbung des Wassers, die im Nahen Osten nicht selten auftritt, zurückzuführen sein dürfte und der zahlreiche Fische zum Opfer fallen. Das Toxin Prymnesin erwies sich als ein Komplex großmolekularer Glycolipide, deren genaue Struktur noch unbekannt ist. Es entfaltet eine hohe Aktivität gegenüber biologischen Membranen und ist eine der aktivsten hämolytischen Substanzen; darüber hinaus blockiert es die neuromuskuläre Reizübertragung.

Toxinbildende Blaualgen kommen auch im Süßwasser vor und können Trinkwasserreserven gefährden. Die Blaualgenart *Microcystis toxica* führte z. B. in den Jahren 1940 und 1943 im Stausee des Vaal-Dammes (Südafrika) durch massenweises Auftreten dazu, daß Tausende von Rindern und Schafen verendeten, die das Gewässer als Tränke benutzten.

Das Toxin der südafrikanischen *Microcystis aeruginosa* wurde näher untersucht. Man wies nach, daß es sich um ein Endotoxin handelt, das erst durch mechanische Zerstörung (z. B. durch Verdauung) freigesetzt wird. Chemisch handelt es sich um ein cyclisches Polypeptid mit einem Molekulargewicht um 1500 und einer $LD_{50}$ von 500 $\mu$g bei der Maus. Es wirkt als typisches Lebergift. Interessant ist, daß nicht alle Kulturen der Art gleichermaßen giftig sind.

Der Botaniker hat es mit der Einteilung leichter, gliedert er doch die Pflanzen nach der von Linné begründeten Pflanzensystematik. Aus der Sicht der Chemiker und Toxikologen ist dies nicht so einfach; denn es ist beileibe nicht so, daß die Pflanzen einer Pflanzenfamilie die gleichen oder auch nur ähnliche Inhaltsstoffe aufweisen. Mitunter wirken auch in einer Pflanze die unterschiedlichsten Gifte zusammen, ohne daß man das Vergiftungsbild einem der Inhaltsstoffe allein zuschreiben kann. Wir wollen versuchen, die Pflanzen einzuteilen in solche, die vorwiegend Alkaloide enthalten, sowie in Pflanzen mit Glycosidwirkstoffen einschließlich Saponinen. Letztere sind weitverbreitete stickstofffreie Pflanzenglycoside, die nach ihrem Aglycon (d. h. ihrem zuckerfreien Bestandteil) in Steroidsaponine und Triterpensaponine unterteilt werden. Grundsätzlich wirken sie als ausgesprochene Plasmagifte, sind aber nicht herzwirksam; sie sind zudem hämolytisch.

Schließlich möchten wir noch einige spezielle Pflanzen besprechen, die nicht in diese Gruppen fallen, entweder weil sie mehrere Giftstoffe enthalten oder aber verschiedene andere chemische Strukturen.

## *Von Nachtschattengewächsen und anderen Alkaloidpflanzen*

Unter Alkaloiden (benannt nach ihrem alkaliähnlichen Verhalten) versteht man eine Gruppe stickstoffhaltiger Verbindungen von mehr oder weniger kompliziertem Bau, die zumeist stickstoffhaltige Ringsysteme (Heterocyclen) enthalten. In den Pflanzen sind sie fast immer salzartig an Pflanzensäuren (wie Oxal-, Essig-, Äpfel-, Wein-, Citronen-, Aconitsäure oder spezielle Pflanzensäuren) gebunden. Der Gehalt der Pflanze an Alkaloiden ist wesentlich vom Standort und der Jahreszeit abhängig (Beeinflussung der Biosynthese) und kann sehr großen Schwankungen unterliegen. Häufig sind die Alkaloide auch auf bestimmte Pflanzenteile lokalisiert.

Die Alkaloidbasen, die in einer Pflanzenspezies vorkommen, sind meist chemisch nahe verwandt (Haupt- und Nebenalkaloide). Einfach gebaute Alkaloide trifft man häufig in zahlreichen botanisch sich ferner stehenden Arten an, während die komplizierten (z. B. Colchicin, Cocain, Chinin) meist auf bestimmte Pflanzengattungen oder -arten beschränkt sind. Einige Pflanzenarten zeichnen sich durch besonderen Alkaloidreichtum aus: unter den Nacktsamern die *Taxus*- und *Ephedra*-Arten; unter den Bedecktsamern

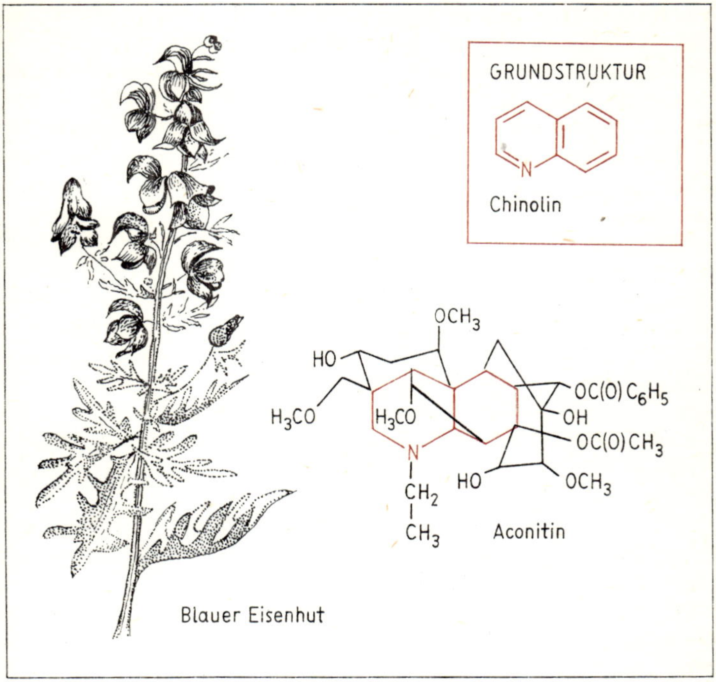


Abb. 24 Der Blaue Eisenhut *(Aconitum napellus)* gilt als giftigste Pflanze unserer Heimat. 1 bis 2 mg seines Hauptalkaloides Aconitin sind für den Erwachsenen tödlich.

sind es bei den einkeimblättrigen Pflanzen die Amaryllisgewächse, bei den zweikeimblättrigen Pflanzen die Hundsgiftgewächse, Mohngewächse, Hahnenfußgewächse, Nachtschattengewächse, Labkrautgewächse, Berberitzen- oder Sauerdorngewächse und die Schmetterlingsblütler.

Als giftigste Pflanze Mitteleuropas wird im allgemeinen der Blaue Eisenhut *(Aconitum napellus)* aus der Familie der Hahnenfußgewächse angesehen. Er enthält in allen Pflanzenteilen, besonders in den Wurzeln, eine ganze Reihe von Alkaloiden (Aconitin, Ephedrin, Spartein) sowie Gerbstoffe. Das Hauptalkaloid Aconitin (Abb. 24) ist eines der stärksten Pflanzengifte und wurde in der Vergangenheit nicht selten als Mordgift, im Altertum von Indern und Griechen auch als Pfeilgift benutzt. In anderen Eisenhutarten sind verwandte Aconitine enthalten – alles Ester von

Aconinen mit Essig- und Benzoe- bzw. Veratrumsäure. Schon wenige Minuten nach Aufnahme treten Brennen im Mund, Schweißausbrüche und Frösteln auf. Übelkeit, Erbrechen und Durchfall, verbunden mit einem unerträglichen Kältegefühl, setzen ein. Die Gliedmaßen sterben ab, die Atmung verlangsamt sich, und bereits nach zwanzig Minuten kann der Tod eintreten. Die für den Menschen tödliche Dosis scheint bei 1 bis 2 mg des reinen Aconitins zu liegen.

Eine sehr typische in Mitteleuropa beheimatete alkaloidhaltige Giftpflanzenfamilie sind die Nachtschattengewächse, die in früherer Zeit vielfältige Verwendung als Rausch-, Liebes- und Zaubermittel sowie als Mordgifte fanden. Bekannt sind vor allem die Tollkirsche *(Atropa belladonna)*, das Schwarze Bilsenkraut *(Hyoscyamus niger)*, der Gemeine Stechapfel *(Datura stramonium)* und nicht zuletzt die Kartoffel *(Solanum tuberosum)*.

Die Tollkirsche enthält vorwiegend die Alkaloide Hyoscyamin, Atropin, Belladonnin, Scopolamin (Abb. 25) sowie geringe Mengen Nicotin.

Alle Alkaloide (mit Ausnahme des Nicotins) besitzen das Grundgerüst des Nortropans, das gleichzeitig einen Piperidin- und einen Pyrrolidinring enthält. Es wird uns beim Cocain wiederbegegnen. Das Hyoscyamin unterscheidet sich vom Atropin nur dadurch, daß es optisch aktive (nicht racemische) Tropasäure als Säurekomponente enthält. Gefährdet sind vor allem Kinder durch den für sie verlockenden Genuß der Beeren, der zu schneller Atmung, Erregung und Tobsucht (daher auch Tollkirsche) führt, wobei Tod durch Atemlähmung eintreten kann. Die Inhaltsstoffe der Tollkirsche werden verschiedentlich in der Medizin angewendet, z. B. zur Pupillenerweiterung in der Augenheilkunde, gegen Magen-Darm-Erkrankungen, Asthma und vegetative Dystonie.

Das Schwarze Bilsenkraut enthält die gleichen Tropanalkaloide sowie einen Bitterstoff. Im Mittelalter wurde es neben Schweinefett, Tollkirsche, Nachtschattenblättern, Mandragorawurzeln (Alraune), Schierlingsfrüchten und Mohnkapseln in den sogenannten Hexensalben angewendet. Auch betrügerische Bierbrauer sollen es ihrem Bier zur Hebung der Stimmung der Trinker beigefügt haben. So soll die Stadt Pilsen (Plzeň/ČSSR) diesem Brauch ihren

Abb. 25 Nortropanalkaloide finden sich in einheimischen Nachtschattengewächsen wie Tollkirsche *(Atropa belladonna)*, Schwarzem Bilsenkraut *(Hyoscyamus niger)* und Stechapfel *(Datura stramonium)*. Auch das Cocain des südamerikanischen Coca-Strauches *(Erythroxylum coca)* ist ein Nortropanderivat.

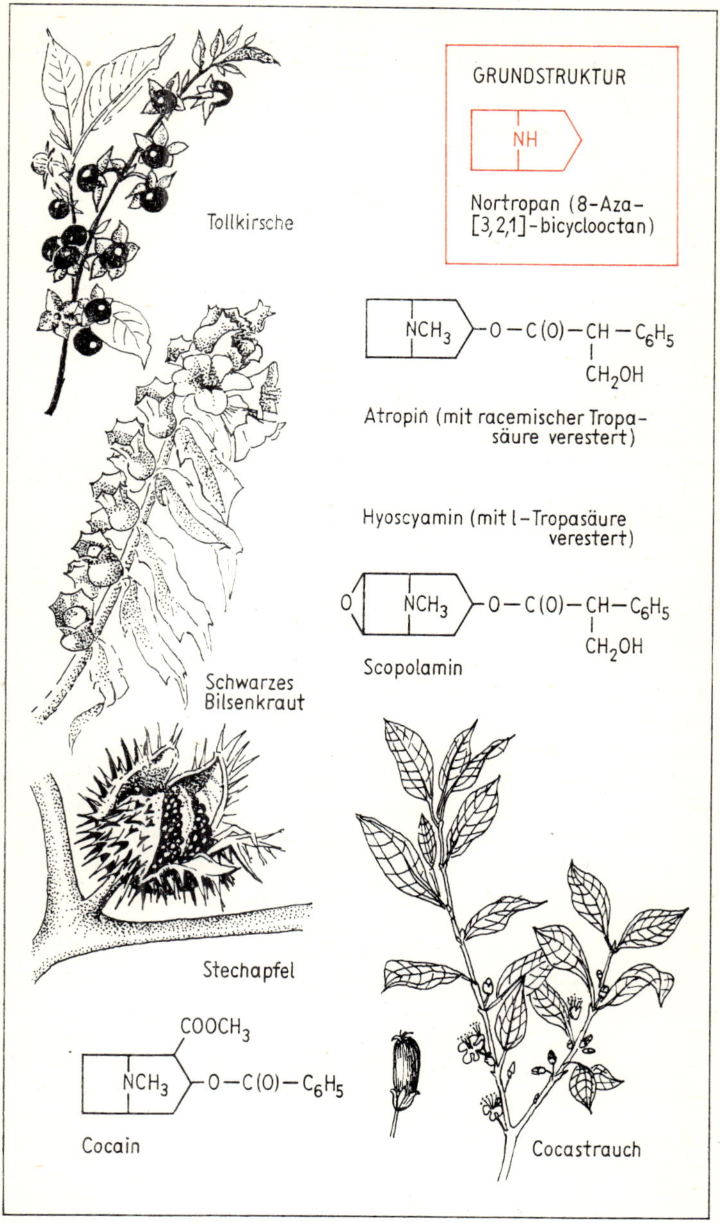
GRUNDSTRUKTUR
NH
Nortropan (8-Aza-[3,2,1]-bicyclooctan)
Tollkirsche
NCH3 O—C(O)—CH—C6H5 CH2OH
Atropin (mit racemischer Tropasäure verestert)
Hyoscyamin (mit l-Tropasäure verestert)
O NCH3 O—C(O)—CH—C6H5 CH2OH
Scopolamin
Schwarzes Bilsenkraut
Stechapfel
COOCH3 NCH3 O—C(O)—C6H5
Cocain
Cocastrauch

Namen verdanken. Roger von Salermo beschreibt in seiner »Chirurgie« aus dem 13. Jahrhundert die Bilsenkrautverräucherung als eine frühe Form der Anästhesie bei Zahnschmerzen.

Der Gemeine Stechapfel enthält neben Agglutininen (blutgerinnenden Stoffen) wiederum das Alkaloid Hyoscyamin sowie geringe Mengen Atropin und Scopolamin. Die höchste Giftigkeit liegt in den Blättern vor, im Samen überwiegen die Agglutinine. Die Vergiftungserscheinungen entsprechen denen der Tollkirsche. Schon hundert Stechapfelsamen (etwa 1 g) sind für Kleinkinder tödlich. Nach Europa soll der Stechapfel im Dreißigjährigen Krieg durch die Zigeuner gelangt sein, die ihn in Liebestränken zur Erzeugung erotischer Rauschzustände sowie in Zaubertränken für ihre Weissagungen nutzten.

Die besprochenen Drogen der Nachtschattengewächse könnten auch bei den Rauschgiften behandelt werden, da sie halluzinogene Wirkungen haben. Allerdings werden sie – wegen der äußerst unangenehmen toxischen Begleiterscheinungen – heute kaum noch als Rauschdrogen verwendet, während Bilsenkraut, Stechapfel, Tollkirsche und Alraune *(Mandragora officinalis)* früher über ganz Europa verbreitet und im Mittelalter feste Bestandteile der Hexensalben und -getränke waren. Die halluzinogene Wirkung ist auf Hyoscyamin, Atropin und Scopolamin zurückzuführen, und dies sowohl bei oraler als auch dermaler Aufnahme (daher Tränke und Salben). Während das Atropin auf das Zentralnervensystem eine ausgesprochen erregende Wirkung hat, dämpft das Scopolamin. Die heilige Hildegard schrieb, daß Alräunchen Schwermut und Liebesgram zu stillen vermöge. Albertus Magnus kannte – vom Aberglauben befreit – die berauschende und narkotisierende Wirkung. Atropin und Scopolamin gehören zu den wenigen auch medizinisch genutzten »Rauschgiften«; es sind Parasympatholytika, die die Acetylcholinwirkung blockieren. Man nutzt sie unter anderem zur Lösung von Spasmen im Magen-Darm-Bereich, die dem Scopolamin eigene dämpfende Wirkung auf das Brechzentrum wird zur Bekämpfung der »Seekrankheit« genutzt. Für therapeutische Zwecke reichen Dosen von 0,5 bis 2 mg, zur Erzeugung von Rauschzuständen sind höhere Dosen nötig. Die ersten Wirkungen zeigen sich in Pupillenerweiterung, heißer und trockener Haut, Mundtrockenheit, beschleunigtem Herzschlag und Sehstörungen. Je nach der verwendeten Pflanze wird der Berauschte entweder in starke Erregung versetzt, singt, tanzt und unterhält sich lebhaft mit nichtvorhandenen Personen, oder er versinkt in eine Art Trance oder Hypnose, wobei die Sprechfähigkeit zwar erhalten bleibt, aber die Willenskraft stark herabgesetzt ist, so daß er für

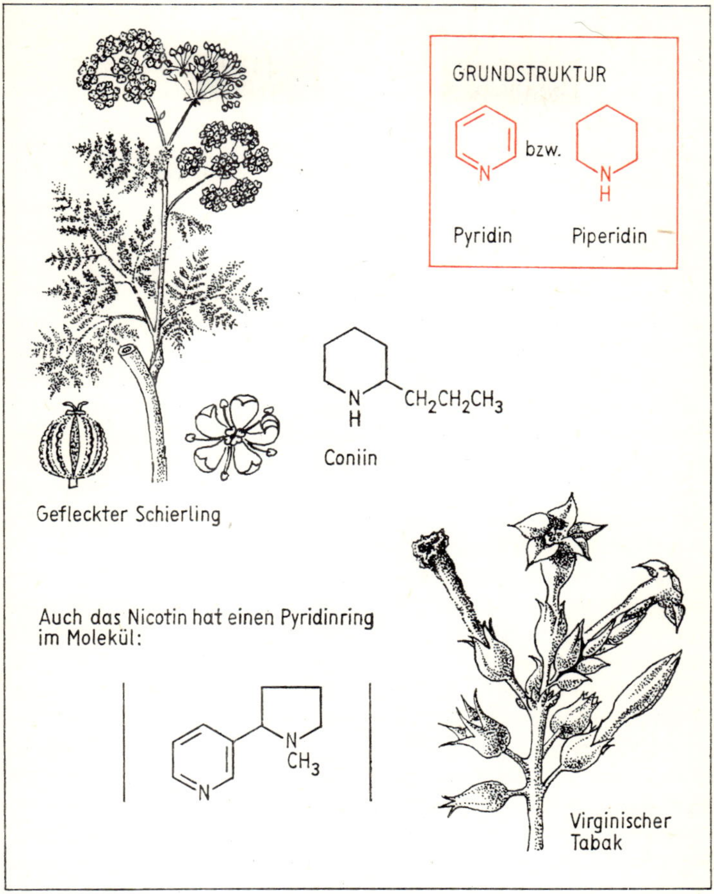


Abb. 26 Durch Coniin, das Gift des Gefleckten Schierlings *(Conium maculatum)*, wurde Sokrates im Jahre 399 v. u. Z. hingerichtet.

Suggestionen stark empfänglich ist (was man früher für Weissagungen u. ä. ausgiebig genutzt hat). Der Rausch geht oft in einen tiefen Schlaf über, mit lebhaften Träumen, wobei der Flugtraum (»Hexenritt«) sehr häufig zu sein scheint.

Das von Tarnet 1877 aus der Rinde des Granatapfelbaumes *(Punica granatum,* Granatapfelgewächse) isolierte Pseudopelletierin ist ähnlich gebaut wie die besprochenen Alkaloide; es hat eine Grundstruktur aus zwei kondensierten Piperidinringen. Die

Rinde des Granatapfelbaumes wurde lange Zeit als wurmtreibendes Mittel verabreicht, wobei nicht genau bekannt war, worauf diese Wirkung beruht. Die enthaltenen Alkaloide jedenfalls sind für den Warmblüter recht toxisch. Die Heimat des Granatapfelbaumes ist der Vordere Orient, Mittelasien und Transkaukasien sowie als Ziergehölz Südeuropa.

Eine geradezu »klassische« alkaloidhaltige Pflanze ist der Gefleckte Schierling *(Conium maculatum)*. Sein Wirkstoff ist das Piperidinderivat Coniin (Abb. 26) mit seinem noch in hoher Verdünnung charakteristischen Geruch nach Mäuseharn sowie verschiedene Nebenalkaloide. Den höchsten Alkaloidgehalt mit bis zu 3,5 % haben die reifen Früchte. Da der Schierling an Wegrändern, Zäunen und auf Schuttablagerungen gut gedeiht, besteht vor allem für Kinder große Vergiftungsgefahr. Klassisch zu nennen ist der Schierling vor allem dadurch, daß er im Altertum häufig als Selbstmord- und Hinrichtungsgift benutzt wurde. Am bekanntesten ist wohl die Hinrichtung des Sokrates durch den Schierlingsbecher, über die Plato 399 v. u. Z. berichtete. Die Wirkung reicht von Erregung, Depression, Bewegungsstörungen und Lähmung bis zur Atemlähmung.

Übrigens war Coniin das erste Alkaloid überhaupt, das auch synthetisch hergestellt wurde. Dies gelang im Jahre 1886 Ladenburg.

Nicht zu verwechseln ist der Gefleckte Schierling mit dem Wasserschierling (Wüterich, Kuhtod – *Cicuta virosa*), der zwar ebenfalls zu den Doldengewächsen gehört und, wie die volkstümlichen Namen schon zeigen, auch äußerst giftig ist, aber kein Alkaloid, sondern das stickstofffreie Cicutoxin (und Cicutol) enthält, das etwa dreißig Minuten nach Aufnahme zu Erbrechen, Tobsucht, Krämpfen und durch Atemlähmung zum Tode führt. Besonders der süßlich schmeckende Wurzelstock ist für Kinder verlockend. Pferd und Rind verenden schon durch ein walnußgroßes frisches Stück Wurzel.

Auch verschiedene sehr bekannte Schmetterlingsblütler (Fabaceae) fallen in die Gruppe der Alkaloidproduzenten.

Der recht verbreitete Zierstrauch Goldregen *(Laburnum anagyroides)* enthält Alkaloide (speziell Cytisin, vgl. Abb. 27) in allen Teilen, besonders reichlich aber im Samen, dazu noch den Aminoalkohol Cholin. Vergiftungen beginnen mit Brennen im Mund und Rachen, Speichelfluß, Durst, Würgen, Schweißausbrüchen und führen oftmals zu stundenlangem blutigem Erbrechen. Es kann zu Erregungs-, aber auch zu Lähmungserscheinungen kommen. Atemlähmung kann schließlich zum Tode führen. Cytisin ist in dem

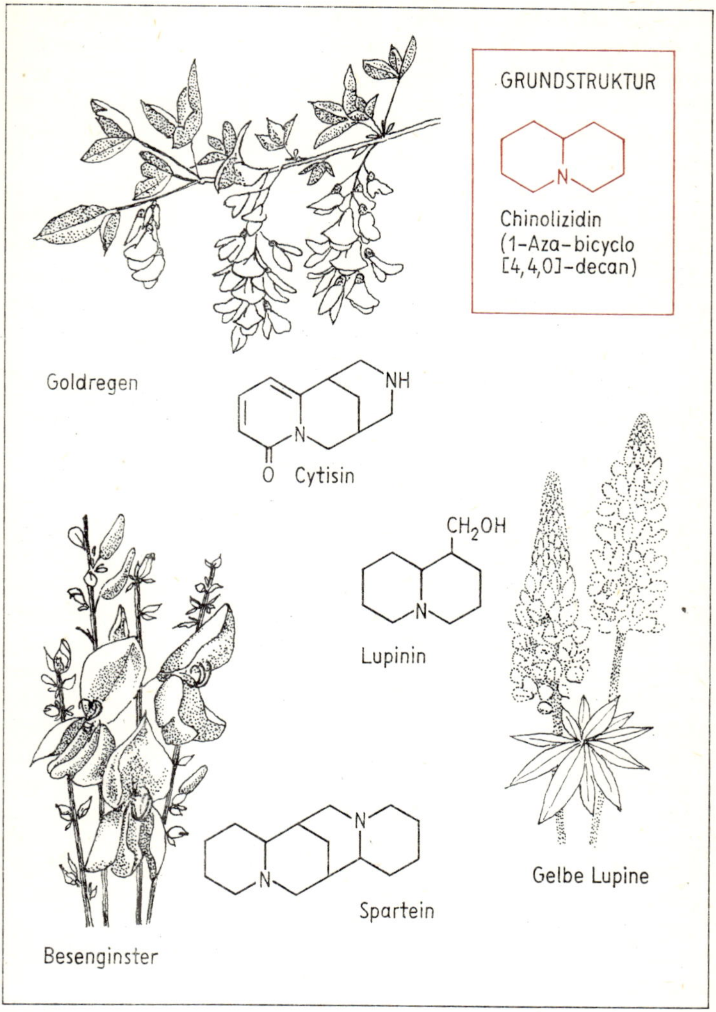


Abb. 27 Chinolizidinalkaloide. Das Cytisin des Goldregens *(Laburnum anagyroides)* ist auch im bulgarischen Raucherentwöhnungsmittel »Tabex« enthalten. Es wirkt ähnlich dem Nicotin auf das Nervensystem. Die Gelbe Lupine *(Lupinus luteus)* enthält das Lupinin und der Besenginster *(Sarothamus scoparius)* das Spartein.

bulgarischen Tabakentwöhnungsmittel »Tabex« enthalten. Auch die Gelbe Lupine *(Lupinus luteus)* und andere Lupinenarten enthalten in der gesamten Pflanze und, besonders konzentriert, wiederum im Samen Alkaloide. Die chemische Gemeinsamkeit der Lupinenalkaloide ist der Chinolizidinring, an dem das Lupinin beispielsweise eine primäre Alkoholgruppierung trägt (vgl. Abb. 27). Das Cytisin des Goldregens und das noch zu besprechende Spartein des Besenginsters sind etwas komplizierter gebaut, haben jedoch ebenfalls dieses Grundgerüst.

Sind solche (nach dem Geschmack bezeichnete) Bitterlupinenarten im Viehfutter enthalten, kann es zu Nutztiervergiftungen kommen, die sich vor allem in Herz-Kreislauf-Störungen äußern. Von diesen Lupinen ist die Süßlupine zu unterscheiden, eine alkaloidfreie Züchtung, die als Futterpflanze verwendet wird.

Schließlich enthält auch der Besenginster *(Sarothamus scoparius)* in Samen, Blatt- und Zweigspitzen Alkaloide (Spartein, Abb. 27) und Nebenalkaloide, die Herz-Kreislauf-Störungen bewirken, sowie das Glycosid Scoparin.

Wenden wir uns nun einigen exotischen Spezies zu. Die Samen der von Ostindien bis Australien verbreiteten Brechnuß *(Strychnos nux-vomica,* Brechnußgewächse) enthalten 2 bis 5 % Alkaloide. Mit etwa der Hälfte macht das Strychnin (Abb. 28) den Hauptanteil aus; den Rest bilden Brucin und andere Nebenalkaloide. Vergiftungen rufen Unruhe, Angst, Erbrechen und plötzlichen Starrkrampf hervor, wobei die Atmung aussetzt. Diese Erscheinungen treten spontan auf, und längere Anfälle können zum Tode führen. Während dieser sehr schmerzhaften Anfälle bleibt das Bewußtsein voll erhalten. Bereits 1540 wurde die Brechnuß von Cordus beschrieben. Das Alkaloid isolierten 1818 Caventou und Pelletier. In Form des rotgefärbten Giftweizens dient Strychnin (das auch synthetisch erzeugt wird) zur Vertilgung von Nagetieren.

In der Medizin wird das leichtlösliche Strychninnitrat verwendet, um Lähmungserscheinungen sowie Kreislaufstörungen und Schwächezustände zu bekämpfen.

Aus der Rinde der am Orinoko heimischen Liane *Strychnos toxifera* und anderen *Strychnos*-Arten wird von den Indianern durch Wasserextraktion das sehr wirksame Pfeilgift Curare gewonnen. In den *Strychnos*-Arten finden sich zahlreiche Indolalkaloide, deren große Mehrzahl den Charakter quartärer Ammoniumsalze besitzt, einige sind tertiäre Basen. Diese Inhaltsstoffe sind dann auch die Wirkstoffe des südamerikanischen Kalebassencurare (Kalebasse = Flaschenkürbis zur Aufbewahrung des Gif-

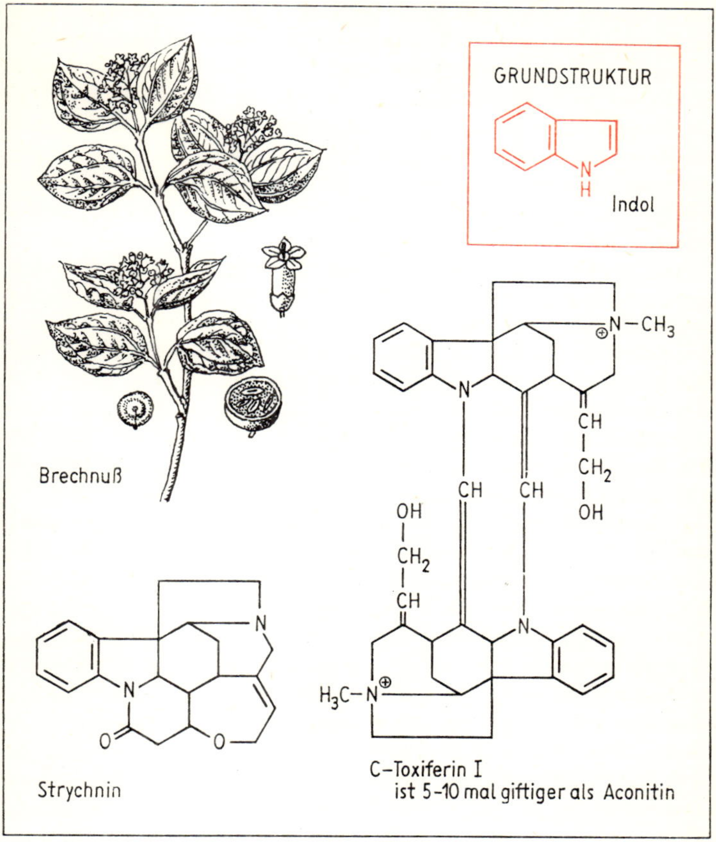


Abb. 28 Alkaloide mit dem Grundgerüst des Indols
Das Strychnin der Brechnuß *(Strychnos nux-vomica)* ist einerseits ein Herz-Kreislauf-Stimulans, andererseits dient es in Form von Giftweizen zur Rattenvertilgung.
Das Toxiferin ist wichtigster Bestandteil des indianischen Pfeilgiftes Kalebassencurare aus *Strychnos toxifera* (vgl. auch Lysergsäurederivate, Abb. 38).

tes). Es ist zu unterscheiden vom Tubocurare (Topfcurare), dessen Wirksubstanzen biquartäre Bis-isochinoline sind und in Chondrodendronarten enthalten sind. Tubocurare wie auch Curare werden teilweise als Narkosehilfsmittel zur Muskelentspannung genutzt. Curare lähmt schon in äußerst geringen Dosen durch Blokkierung der Acetylcholinrezeptoren die Endorgane der motorischen Nerven (vgl. Abb. 21) der quergestreiften, willkürlich beeinflußbaren Muskulatur (also nicht den Herzmuskel), so daß völlige Lähmung eintritt und mit Aufhören der Atembewegungen der Erstickungstod erfolgt. Über den Magen-Darm-Trakt wird es jedoch erst in sehr hohen Dosen wirksam, so daß das Fleisch vergifteter Tiere durchaus eßbar ist. Seine rascheste Wirkung entfaltet es, wenn es durch Wunden direkt in die Blutbahn eindringt. Die Kalebassencurare-Alkaloide zerfallen in zwei Gruppen, solche mit zwei N- und etwa zwanzig C-Atomen und solche mit doppelt so großem Molekulargewicht. Nur diese letzteren sind curarewirksam und gehören zu den giftigsten bekannten Verbindungen. Das Toxiferin (Abb. 28) ist einer der wichtigsten Bestandteile und vermutlich das toxischste Pflanzenalkaloid überhaupt (5- bis 10mal giftiger als Aconitin). Bereits 0,3 $\mu$g reichen aus, um einen 40 g schweren Frosch völlig zu lähmen.

In der Rinde der subtropischen Bäume der Gattungen *Cinchona* und *Remijia,* z. B. dem südamerikanischen Chinabaum, finden sich etwa dreißig Alkaloide, deren wichtigste, das Cinchonin und das Chinin, wieder einmal von Caventou und Pelletier 1820 entdeckt wurden. Die Bezeichnung »Cinchona« wählte Linné 1742 nach dem Namen einer Vizekönigin von Peru, die im Jahre 1638 durch den Genuß der Chinarinde vom Fieber genesen war.

Seit dem 17. Jahrhundert wird Chinarinde in Europa als antipyretisches Mittel und als Spezifikum gegen Malaria angewendet, da es Malariaplasmodien rasch abtötet. Wir haben es bei diesem Alkaloid mit einem ausgesprochenen Heilmittel zu tun, wenngleich größere Dosen Vergiftungssymptome (Schwindel, Kopfschmerz, vorübergehende Erblindung) hervorrufen können. Erst Dosen von 8 bis 10 g können durch Herzlähmung zum Tode führen.

Doch zurück zu unseren mitteleuropäischen Pflanzen, wenngleich noch viele interessante Exoten besprochen werden könnten.

Vielen ist etwas über die Giftigkeit der Eibe *(Taxus baccata)* bekannt, die man in Gärten und Parkanlagen findet und in allen Pflanzenteilen (außer dem roten Samenmantel) unter anderem das Alkaloid Taxin sowie Ephedrin enthält. Früher wurde Eibengift sogar als Pfeilgift verwendet. Fünfzig bis hundert Nadeln (d. h. ein Auszug) können für den Menschen tödlich sein. Symptome wie Erbrechen, Leibschmerzen und Koliken treten eine Stunde nach Aufnahme auf; es folgen Herzrhythmus-, Leber- und Nierenstörungen sowie Atembeschwerden. Nach eineinhalb bis 24 Stunden kann es unter Erstickungskrämpfen in tiefer Bewußtlosigkeit zum Tode kommen.

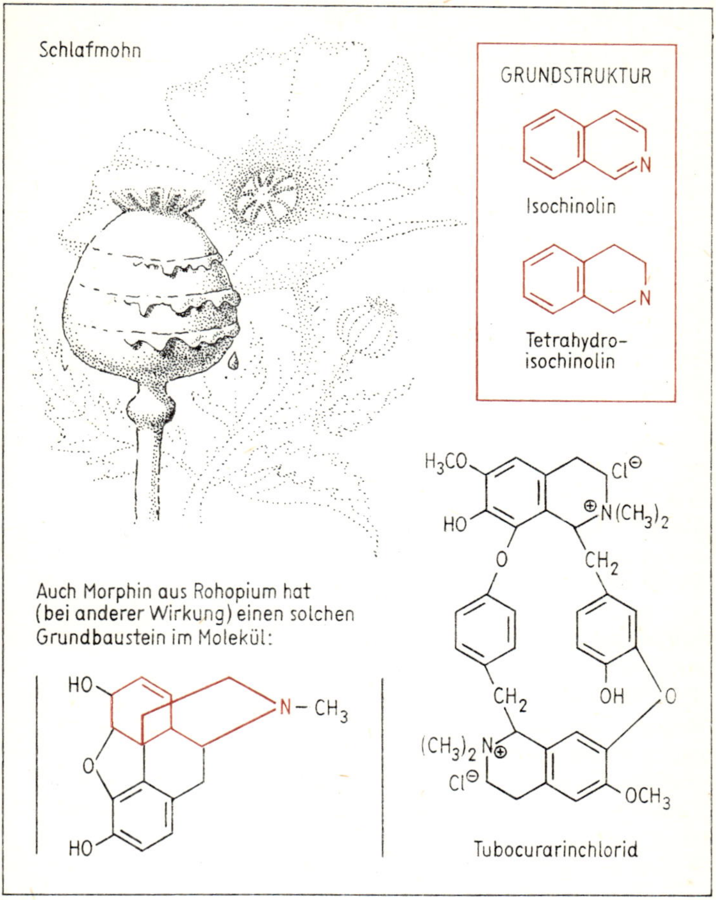


Abb. 29 Isochinolinalkaloide. Tubocurarinchlorid, wirksamer Bestandteil des südamerikanischen Pfeilgiftes Tubocurare und Morphin aus Rohopium

Die in vielen Gärten anzutreffenden Osterglocken und Weißen Narzissen *(Narcissus pseudonarcissus, N. poeticus)* enthalten verschiedene Alkaloide (wie Narcissin) und vor allem Bitterstoff in den Wurzeln. Vergiftungssymptome sind Erbrechen, Durchfall, Schweißausbrüche, Benommenheit und Lähmungserscheinungen. In sehr schweren Fällen kann sogar der Tod eintreten. Vergiftungen können durch Verwechslung der Zwiebel mit der Speisezwiebel entstehen. Es ist aber auch ein Fall bekannt, in dem ein vierjäh-

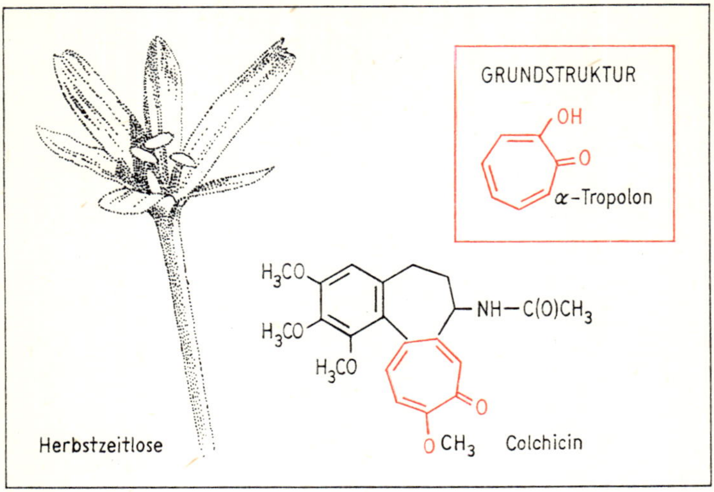


Abb. 30 Das Colchicin der Herbstzeitlose *(Colchicum autumnale)* besitzt eine die Zellteilung hemmende Wirkung, so daß es zur Bekämpfung bestimmter Krebswucherungen genutzt werden kann.

riges Mädchen verstarb, nachdem es an einem Blütenstiel gesaugt hatte.

Die Herbstzeitlose *(Colchicum autumnale)* aus der Familie der Liliengewächse enthält das Alkaloid Colchicin (Abb. 30) sowie die hieraus durch Lichteinwirkung entstehende Chelidonsäure. Vergiftungserscheinungen sind Erbrechen, blutiger Durchfall, Bewußtlosigkeit und Lähmungserscheinungen bis zur Atemlähmung. Bereits fünf Herbstzeitlosensamen können schon tödlich für einen Erwachsenen sein. Da Colchicin zellteilungshemmend wirkt, kann man in bestimmten Fällen Krebswucherungen bekämpfen. Bei Gichtanfällen wirkt es schmerzstillend und entzündungshemmend.

Auch einige Pflanzen, deren Produkte verbreitete Nahrungsmittel sind, enthalten Alkaloide, so die Kartoffel *(Solanum tuberosum)*. Im 16. Jahrhundert gelangte sie von Chile nach Europa. Der Hauptwirkstoff ist das Solanin, das auch bei den Glycosiden besprochen werden könnte. Durch Hydrolyse erhält man den zuckerfreien Rest Solanidin, ein Alkaloid mit einem Steroidgerüst. Solanin ist vorwiegend in den unreifen Beeren und grünen Keimen enthalten; auch in verfaulten und verschimmelten Kartoffeln, wobei jedoch Pilz- und Bakteriengifte mitwirken. In den Anfangszeiten der Kartoffel in Europa soll es mitunter zu Vergif-

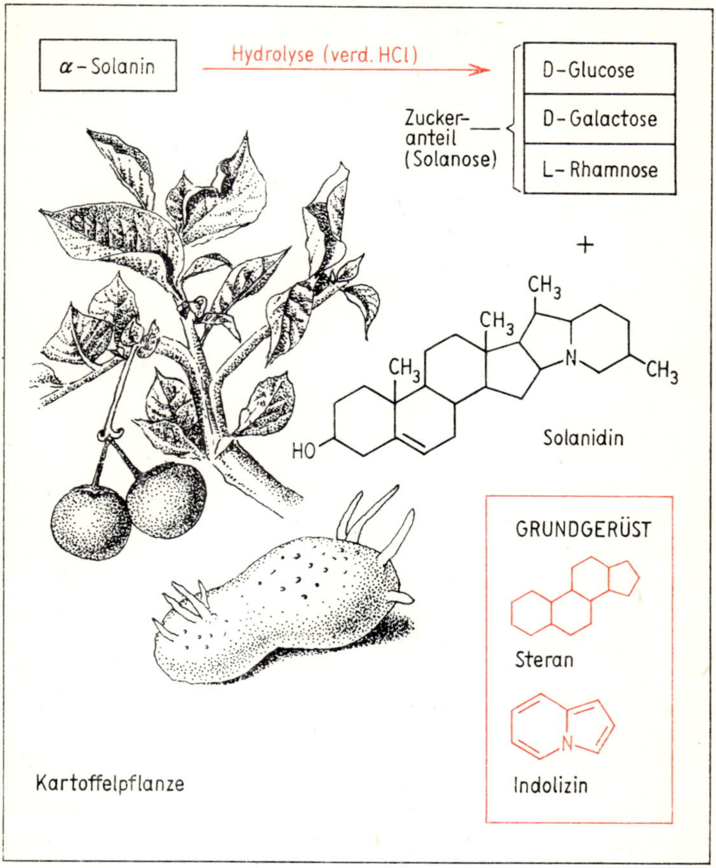


Abb. 31 Glycosidisch, d. h. an einen Zuckerrest gebunden, liegt das Steroidalkaloid Solanin in den grünen Beeren der Kartoffelpflanze *(Solanum tuberosum)* vor. Durch Hydrolyse wird das Aglycon Solanidin freigesetzt.

tungen durch die Beeren gekommen sein, da man mit der Pflanze bzw. ihren Produkten noch nichts Rechtes anzufangen wußte. Symptome sind Reizungen der Verdauungswege, Durchfall, Zittern, Ekzeme, Lähmungen und Krämpfe bis hin zum Tode durch Atemlähmung. Auch Hämolyse ist zu beobachten.

Ein ähnliches Steroidalkaloidglycosid (Tomatin) enthalten die Blätter der Wildtomate. Weitere Alkaloide werden wir bei den Rausch- und Genußmitteln kennenlernen.

Abschließend sei noch auf einige Alkaloide verwiesen, die ein krebserzeugendes (cancerogenes) Potential besitzen. So finden wir in einer Reihe von Melonengewächsen das Alkaloid Sanguinarin; vor allem enthalten es amerikanische und indische *Argemone*-Arten.

In Indien wurde aus *Argemone*-Samen ein Öl gewonnen, das häufig (verbotenerweise) dem Speiseöl zugesetzt wurde. Hakom wies nach, daß dieses Öl lokale Tumoren hervorrufen kann; er vermutete dabei eine metabolische Aktivierung zu 3,4-Benzacridin (dem Grundgerüst der Verbindung). Hier war oder ist dann auch der Mensch gefährdet. Auch die Betelkauer Südostasiens leben riskant. Wir kommen darauf bei der Besprechung der Genußgifte zurück. In den Betelnüssen der *Areca catechu* ist das Alkaloid Arecolin enthalten. Nußstücke werden zusammen mit den Blättern des Betelpfeffers und gebranntem Kalk, z. T. auch mit Tabakblättern, gekaut, wodurch nach Schmähl Mundhöhlenkrebs entstehen kann. (Tabakblätter allein haben diese Wirkung beispielsweise nicht.) Boyland wies nach, daß sowohl Arecolin als auch die freie Säure Arecaidin potentielle Alkylierungsmittel für Thiolgruppen sind; nach Alkylierung von Zellproteinen soll es zu unkontrollierten Zellproliferationen, d. h. zu Krebs, kommen.

## *Glycoside als Lebensretter und Hinrichtungsgifte – vom Roten Fingerhut bis zur Bittermandel*

Grundsätzlich handelt es sich bei den Glycosiden um Verbindungen aus einem Zucker, häufig Glucose, und einer nichtzuckerartigen Komponente, die man als Aglycon bezeichnet. Eine Einteilung der Glycoside ist nach der Art dieser Aglycone sinnvoll; denn sie sind die eigentlichen Wirkstoffe, die aus den Glycosiden hydrolytisch bzw. enzymatisch freigesetzt werden. Man unterscheidet:

- Alkohol- und Phenolglycoside
- Flavon-, Flavonon- und Anthocyanglycoside (Pflanzenfarbstoffe)
- Steroidglycoside, zu denen die herzaktiven Digitalis- und Strophantusglycoside gehören
- Blausäure freisetzende (cyanogene) Glycoside
- Senföl freisetzende Glycoside (Glucosinolate) und
- Saponine, auf die bereits verwiesen wurde.

Aus dieser Vielzahl wollen wir die Glycoside etwas näher beleuchten, die durch ihre Giftwirkung herausragen.

Einen bedeutenden Platz unter den pflanzlichen Giften nehmen die herzaktiven Steroidglycoside ein, die auch in der Medizin von großer Bedeutung sind.

Zu den in unseren Breiten bekanntesten Giftpflanzen dürften wohl der Rote und der Wollige Fingerhut *(Digitalis purpurea, D. lanata* aus der Familie der Rachenblütler) zählen, die in allen Pflanzenteilen hochtoxische, herzaktive Digitalisglycoside enthalten, dazu Steroidsaponine und Gerbstoffe.

Beide *Digitalis*-Arten zählen zu den am besten untersuchten Pflanzen, und trotzdem sind immer wieder neue Erkenntnisse gewonnen worden. Heute sind aus den verschiedenen *Digitalis*-Arten mehr als siebzig herzwirksame Glycoside bekannt.

In der Volksmedizin spielt der Fingerhut schon seit Jahrhunderten eine Rolle. In England berichten Handschriften aus dem 10. Jahrhundert (deren Inhalt z. T. jedoch bis ins 6. Jahrhundert zurückreicht) über den äußerlichen medizinischen Gebrauch von *Digitalis*. Leonhard Fuchs hat 1542 in seinem berühmten Kräuterbuch »de historia stirpium . . .« der von ihm beschriebenen und abgebildeten Pflanze den Namen *»Digitalis«* gegeben, der dann 1753 auch von Linné in seine Pflanzensystematik übernommen wurde. Die moderne Digitalisforschung beginnt mit dem Birminghamer Arzt Withering, der 1785 mit einer Schrift den Anstoß zur Digitalistherapie gab. Aber erst 1867 wurde vom französischen Apotheker Nativelle einer der wesentlichen Wirkstoffe, das Digitoxin, in annähernd reiner (90- bis 95%iger) Form isoliert, nachdem die Académie de Médicine de France 1864 zur Anregung derartiger Arbeiten den Orfila-Preis gestiftet hatte. Schon 23 Jahre zuvor, im Jahre 1844, hatte die Société de Pharmacie einen Preis für die Erforschung der Digitalisinhaltsstoffe ausgesetzt. Ihn gewann der Pariser Arzt Homolle mit dem »Digitalin«, von dem wir heute wissen, daß es ein Gemisch aus Digitoxin, Gitoxin und einigen Nebenglycosiden darstellt; es brachte daher noch keine Lösung hinsichtlich des Dosierproblems, da die Zusammensetzung je nach Standort des Ausgangsmaterials und Aufarbeitung stark schwankte.

Absolut reine Herzglycoside wurden erst nach 1930, z. T. nach 1950, hergestellt.

Die kristallin isolierten Glycoside aus *D. purpurea*, Digitoxin und Gitoxin, sind nach den Untersuchungen von Stoll keine primären Inhaltsstoffe der Pflanze, sondern Produkte der partiellen Verseifung der ursprünglichen Inhaltsstoffe (bezeichnet als Purpureaglycosid A und B) bei deren Aufarbeitung. Diese Purpureaglycoside werden enzymatisch in Digitoxin und Glucose bzw.

Gitoxin und Glucose gespalten. Hydrolyse in saurer Lösung führt zu den Aglyconen Digitoxigenin und Gitoxigenin (Abb. 32) und dem Desoxyzucker Digitoxose und Glucose.

In *D. lanata* ist ein weiteres Glycosid enthalten, das bei der Aufarbeitung enzymatisch das Digoxin (bzw. sauer das Digoxigenin) liefert.

Die Aglycone (»Genine«) sind, chemisch gesehen, Lactone an einem Kohlenstoffgerüst, das dem der Sterine entspricht.

Eine Vergiftung macht sich zunächst durch hochgradige Verlangsamung der Herztätigkeit (Bradycardie) bemerkbar. In der Folge kommt es zu Doppelschlägigkeit des Herzens, Erbrechen und Übelkeit. Nach Aufnahme einer tödlichen Dosis steigt der Blutdruck stark an, der Puls fällt ab, und der Tod tritt durch Herzstillstand ein.

In den Gärten und Anlagen unserer Breiten findet man den Oleander *(Nerium oleander)*, der ebenfalls in allen Pflanzenteilen wirksame Digitalisglycoside enthält. Interessant ist, daß der Oleander noch heute im Mittelmeergebiet absichtlich zur Selbstvergiftung genutzt werden soll, um die Freistellung vom Militärdienst zu erreichen.

Auch das Maiglöckchen *(Convallaria majalis)* enthält herzaktive digitalisähnliche Glycoside, dazu Saponine und das geruchstypische ätherische Öl.

Schließlich soll noch die Christrose, auch Schwarzer Nießwurz *(Helleborus niger)* aus der Familie der Hahnenfußgewächse, als Herzglycosidproduzent (Hellebrin) erwähnt werden. Besonders reichhaltig sind die Wurzeln; hinzu kommen noch Saponine (Helleborin) und ätherische Öle.

Alle genannten Herzglycoside finden in der Medizin therapeutische Anwendung.

Äußerst herzwirksame Glycoside, die Strophantine, sind vielen durch ihre Anwendung als Mittel gegen Herzschwäche bekannt. Lieferant sind die Samen der südafrikanischen *Strophantus*-Arten, z. B. *Strophantus gratus*. Viele Strophantusextrakte sind in Afrika und im indisch-malaiischen Archipel auch als Pfeilgifte bekannt. Nach Europa gelangte *Strophantus* 1843 durch den großen Afrikaforscher Livingstone. Vergiftungen äußern sich durch Er-

Abb. 32 Herzaktive Steroidglycoside. Das Digitoxin aus dem Purpureaglycosid A des Roten Fingerhutes *(Digitalis purpurea)* gibt bei hydrolytischer Abspaltung der Zuckerkomponente das Aglycon Digitoxigenin. Ein anderes Herzgift, das Strophantin, wird aus *Strophantus gratus* gewonnen; sein Aglycon ist das Strophantidin. (Vgl. auch Krötengifte, Abb. 10)

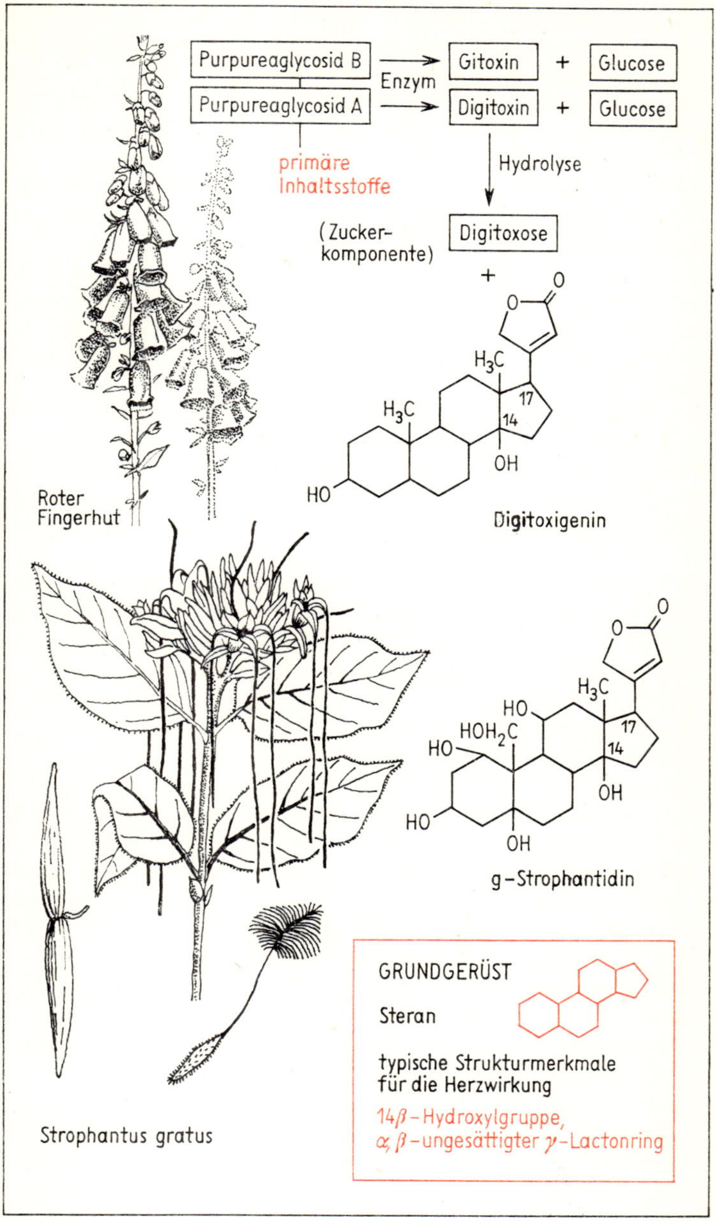
Purpureaglycosid B
Purpureaglycosid A
Enzym
Gitoxin
Digitoxin
Glucose
Glucose
primäre
Inhaltsstoffe
Hydrolyse
(Zucker-
komponente)
Digitoxose
Digitoxigenin
Roter
Fingerhut
g-Strophantidin
Strophantus gratus
GRUNDGERÜST
Steran
typische Strukturmerkmale
für die Herzwirkung
14β-Hydroxylgruppe,
α, β-ungesättigter γ-Lactonring

brechen, Durchfall, Blutdruckanstieg und -abfall, Kammerflimmern bis zum Herzstillstand. Das Aglycon des Strophantins, das Strophantidin, ist strukturell den Aglyconen der Digitalisglycoside sehr ähnlich (Abb. 32).

Mit all diesen herzaktiven Steroiden (d. h. den Aglyconen) sind die Inhaltsstoffe der Krötengifte (Bufotalin, vgl. S. 43) eng verwandt; das Steroidgerüst ist das gleiche, nur am 17-C-Atom trägt es einen zweifach ungesättigten $\delta$-Lactonring, im Unterschied zum $\alpha$, $\beta$-ungesättigten $\gamma$-Lactonring der Herzglycosid-Aglycone.

Auch unter den Pflanzenglycosiden finden sich solche, die im Verdacht der krebserregenden Wirkung stehen, z. B. die Lacton-$\beta$-Glucoside aus Hahnenfußgewächsen. Ein Vertreter ist das Ranunculin, aus dem bei Zerstörung des Zellverbandes durch pflanzliche $\beta$-Glucosidase das Aglycon Proto-Anemonin freigesetzt wird, ein pentacyclisches ungesättigtes Lacton, dessen bei Ratten und Mäusen nachgewiesene Cancerogenität auf einer endo- oder exocyclischen Doppelbindung in Konjugation zum Lactoncarbonyl beruhen soll.

Ähnliche glycosidisch gebundene Lactone finden wir auch in bestimmten Vertretern der Rosengewächse (z. B. Parasorbinsäure aus den Früchten der Eberesche, *Sorbus aucuparia)* und Liliengewächse (z. B. Tuliposide aus Tulpen, *Tulipa* sp.). Bei den Tuliposiden ist für den Menschen noch eine andere »toxische« Eigenschaft bedeutsam, die man in großen holländischen Tulpenplantagen häufig zu spüren bekommt. Sie können unangenehme allergische Hautreaktionen hervorrufen.

Der Name »Blausäure« ist beim Laien nahezu ein Synonym für Gift, so daß man sich unter Blausäure freisetzenden Glycosiden (cyanogenen Glycosiden) schon etwas Gefährliches vorstellen kann. Und dabei sind diese Verbindungen in oftmals alltäglichen Pflanzen oder -produkten enthalten, so beispielsweise in Pfirsichsamen, die im alten Ägypten zur Vollstreckung von Todesurteilen verwendet wurden. Auch die Samen von Aprikosen, Pflaumen, Kirschen, die zu den Mandelgewächsen gehören, enthalten cyanogene Glycoside, ebenso die Kerne von Zitronen, Äpfeln und Birnen.

Der Berliner Arzt Schrader entdeckte 1803, daß zerkleinerte bittere Mandeln Blausäure freisetzen. Übrigens wurde auch deren Giftigkeit schon im alten Ägypten mißbraucht. Dioscurides beschreibt die Wirkung bereits im 1. Jahrhundert u. Z. Die intakte Frucht setzt keine Blausäure frei, erst bei der Zerstörung der Zellen, z. B. durch Zerkleinern, kommen das cyanogene Glycosid und das meist ebenfalls in der Pflanze enthaltene spaltende Enzym in

Kontakt und setzen als Aglycone Cyanhydrine (α-Hydroxynitrile) frei, die durch den schwach sauren Zellsaft oder durch Nitrilasen in die Carbonylkomponente und Blausäure gespalten werden. Das Glycosid der bitteren Mandel wurde 1830 durch Robiquet und Boutron-Chalard isoliert und als Amygdalin bezeichnet. Seine Konstitution wurde 1837 von Liebig und Wöhler aufgeklärt. Sie erkannten in den bitteren Mandeln auch einen »eiweißartigen Stoff«, der das Amygdalin in Benzaldehyd, Blausäure und einen Zucker spaltet. Vor allem bei Kindern sind Vergiftungen durch bittere Mandeln nicht selten vorgekommen.

Der Schwarze Holunder *(Sambucus nigra)*, ein Geißblattgewächs, enthält in den frischen Blättern sowie in den unreifen Beeren Giftstoffe, die zu Erbrechen und Durchfall führen. Neben Harzen und ätherischen Ölen ist das Sambunigrin, ein Benzaldehydcyanhydrin mit Glucose als Zuckerkomponente, enthalten. Ein Alkaloid Sambuzin ist noch nicht eindeutig gesichert.

Problematisch werden solche Inhaltsstoffe in tropischen Gegenden, wo zahlreiche blausäurehaltige Nahrungsmittel konsumiert werden. Die in asiatischen Ländern als Delikatesse geltenden Bambussprossen haben beispielsweise den dreifachen Blausäuregehalt der bitteren Mandeln (und von diesen können für Kinder schon 5 bis 10 tödlich sein). Wichtige Nahrungsmittel der Tropen sind die Maniokwurzel *(Manihot utilissima)*, die Yamswurzel *(Dioscotea bulbifera)*, die Süßkartoffel oder Batate *(Ipomoea batatas)*, die Mondbohne *(Phaseolus lunatus)* und auch das Zuckerrohr. Bei der oftmals sehr einseitigen Ernährung der Tropenbewohner können diese Pflanzenprodukte durchaus zu toxischen Erscheinungen führen. So werden einige Nervenerkrankungen mit der chronischen Blausäureaufnahme in Verbindung gebracht (über den Wirkungsmechanismus von HCN s. S. 8).

Eine andere große Gruppe von Glycosiden sind die, die Senföle (Isothiocyanate) freisetzen. Da es sich nach neueren Erkenntnissen nicht immer um Isothiocyanate handelt, verwendet man heute die Bezeichnung »Glucosinolate«. Die Glycoside haben eine einheitliche Grundstruktur, in der stets 1 Mol Glucose β-pyranosidisch an zweiwertigen Schwefel gebunden ist (Abb. 33). In allen diesen Pflanzen findet man wiederum auch ein Enzym, das bei Zerstörung des Zellverbandes die Spaltung bewirkt.

Der Prozeß der hydrolytischen bzw. enzymatischen Freisetzung von Isothiocyanaten ist uns aus dem täglichen Leben bekannt, ohne daß wir sonderlich darauf achten oder es auch nur wissen: wenn wir Kresse zerkleinern, wenn wir in eine Kaper, einen Rettich oder in ein Radieschen beißen oder den Geruch verfaulender

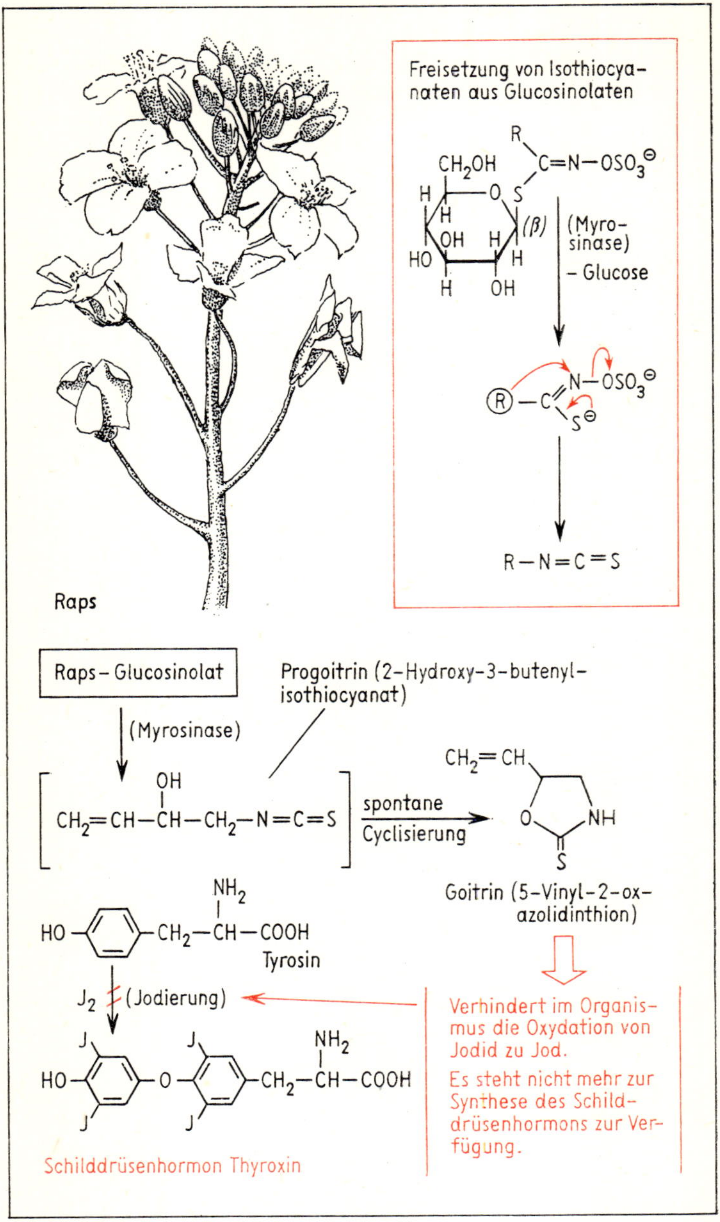
Freisetzung von Isothiocyanaten aus Glucosinolaten
R
C=N—OSO3⊖
CH2OH
H
O
S
H
(β)
(Myrosinase)
OH
H
HO
H
– Glucose
H
OH
R — C
N—OSO3⊖
S⊖
R—N=C=S
Raps
Raps-Glucosinolat
(Myrosinase)
Progoitrin (2-Hydroxy-3-butenylisothiocyanat)
OH
CH2=CH—CH—CH2—N=C=S
spontane
Cyclisierung
CH2=CH
O
NH
S
Goitrin (5-Vinyl-2-oxazolidinthion)
NH2
HO
CH2—CH—COOH
Tyrosin
J2
(Jodierung)
Verhindert im Organismus die Oxydation von Jodid zu Jod.
Es steht nicht mehr zur Synthese des Schilddrüsenhormons zur Verfügung.
J
J
NH2
HO
O
CH2—CH—COOH
J
J
Schilddrüsenhormon Thyroxin

Kohlblätter aufnehmen. All diese Prozesse zerstören das Pflanzengewebe und lassen das spaltende Enzym zum Substrat gelangen.

Verschiedene Spaltprodukte sind, wenn wir sie durch einseitige Ernährung in zu großen Mengen aufnehmen, physiologisch nicht unbedenklich, da auch biochemische Prozesse im Organismus beeinflußt werden können. So entsteht aus dem Raps-Glucosinolat Progoitrin das 2-Hydroxy-3-butenyl-isothiocyanat, das sofort zu einem Vinylthiooxazolidon cyclisiert. Dieses wiederum verhindert im Organismus die Oxydation von Jodid zu Jod, so daß körpereigenes Tyrosin nicht mehr jodiert werden kann, wodurch es zu mangelhafter Produktion des Schilddrüsenhormons Thyroxin kommt (Abb. 33). In der Folge werden sämtliche Stoffwechselprozesse eingeschränkt, wobei Symptome wie Wachstumsstörungen, Verminderung der geistigen Fähigkeiten und Kropfbildung auftreten.

Neuerdings stehen die aus verschiedenen Senfölen entstehenden Thiooxazolinderivate auch im Verdacht, ein mutagenes bzw. cancerogenes Potential zu besitzen.

Andere Spaltprodukte wirken nach anderen Mechanismen, immer aber ist ein Mangel an Schilddrüsenhormon die Folge. Das bedeutet allerdings nicht, auf Rettich, Kohlsorten, Senf usw. zu verzichten, sondern einseitige Nahrung zu vermeiden. Man kann die Stoffe zwar durch die Art der Zubereitung beseitigen (z. B. setzt tiefgefrorener Rosenkohl nur noch ein Hundertstel der Allylsenfölmenge des frischen Kohls frei), mindert damit aber die geschmacklichen Qualitäten, sind es doch gerade die Spaltprodukte, die diese Gemüse so schmackhaft machen.

Alkoholglycoside wollen wir nur ganz kurz streifen. Der Genuß von Rhabarberblättern *(Rheum undulatum)* durch Rohköstler oder in Notzeiten hat schon zu schweren Vergiftungen geführt. Neben Erbrechen, Durchfall und Kreislaufkollaps kann es zu schweren Leber- und Nierenschäden mit Harnversagen (Anurie) kommen. Diese Erscheinungen dürften auf Anthraglycoside zurückzuführen sein. Im Frühling enthalten die Blätter 0,5 bis 1 % Gesamtanthrachinone, und zwar größtenteils in der reduzierten Form der Anthrahydrochinone. Diese sind als außerordentlich gewebereizend bekannt und können bei der Ausscheidung auch die Nieren schädigen.

Blatt und Blüte der Roßkastanie *(Aesculus hippocastanum)* aus der Familie der Roßkastaniengewächse enthalten das Flavongly-

Abb. 33 Das Glucosinolat aus Raps *(Brassica napus)* kann durch Störung der Biosynthese von Schilddrüsenhormon zur Kropfbildung führen.

cosid Queraescitin, die Rinde und die Zweige das Cumaringlycosid Aesculin (Aglycon ist 6,7-Dihydroxycumarin). Hauptwirkstoffe dürften jedoch die Saponine sein, die mit 8 bis 26 % besonders reichlich in den Samen enthalten sind. Hinzu kommt noch eine Reihe anderer Stoffe, so daß eine Bewertung der pharmakologischen Wirkung schwerfällt. Vergiftungserscheinungen treten besonders bei Kindern nach dem Verzehr von Roßkastanien auf, die sich in Angst- und Verwirrungszuständen, Fieber und Leibschmerzen mit Erbrechen äußern.

Damit haben wir bereits zur Gruppe der Saponine übergeleitet. Steroidsaponine (Digitonin, Gitonin, Tigonin) sind neben den Digitalisglycosiden in den *Digitalis*-Arten enthalten. Ihre Giftigkeit beruht nicht auf einer Herzwirkung, sondern auf einer starken hämolytischen Wirkung, obwohl sie strukturell ähnlich gebaut sind. In die Polyterpenoidgruppe gehören die erwähnten Saponine von *Hippocastanum* sowie das Hederin.

Auf den ersten Blick bringt sicher niemand eine mit Efeu bewachsene Giebelwand eines alten Hauses mit Gift in Verbindung, und doch enthält der Efeu *(Hedera helix)* in allen Pflanzenteilen, besonders in den Beeren, das toxische Saponin $\alpha$-Hederin. Der Verzehr der Beeren führt zunächst zu Erregungs- und Krampfzuständen; darauffolgende Lähmungserscheinungen können durch Atemlähmung den Tod bewirken. Auch kann der Blutdruck rasch absinken und den tödlichen Kollaps auslösen. Bei Kindern sind Todesfälle vorgekommen.

Ein früher sehr häufiges Ackerunkraut, die Kornrade *(Agrostemma githago)*, enthält in den Samen sehr toxische Saponine (bis zu 6 %). In ungesiebtem Getreide können diese Samen enthalten sein, wo sie für den Menschen zur Gefahr werden können, da sie durch den Backprozeß nicht zerstört werden. Noch 1943 sind in der Türkei Vergiftungserscheinungen, die unter Krämpfen und Atemlähmung tödlich verlaufen können, vorgekommen.

Die meisten Menschen wissen etwas über die Giftigkeit der Primel, allerdings wird hier oftmals auch die in Mitteleuropa heimische Schlüsselblume zu Unrecht verdächtigt. Nur die Giftprimel *(Primula obconica)* enthält in allen Teilen Saponine. Gefährlicher jedoch sind die grünen Pflanzenteile mit Drüsenhaaren, die ein toxisches Sekret, das Primin (2-Methoxy-6-pentyl-p-benzochinon), ausscheiden. Es wirkt entzündungserregend, nicht aber gewebezerstörend. Schon durch einfachen Kontakt mit den Drüsenhaaren bilden sich Bläschen- oder Knötchenekzeme, verbunden mit einem unerträglichen Juckreiz, bei dem es sich um eine echte Allergie handelt.

Die Verschiedenartigkeit der Wirkstoffe wurde eingangs schon erörtert. Es gibt noch eine ganze Reihe von giftigen Pflanzen, deren Wirkstoffe weder den Alkaloiden noch den Glycosiden angehören oder Alkaloide gemeinsam mit Glycosiden und anderen Stoffen enthalten, ohne daß die Wirkung dem einen oder anderen Stoff allein zugeschrieben werden könnte.

Ein in Gärten und Anlagen zu findender Strauch ist das Pfaffenhütchen (*Euonymus europaea* aus der Familie der Spindelbaumgewächse). In den Früchten sind Alkaloide (Evonin) und Herzglycoside mit digitalisähnlicher Wirkung enthalten, wobei schon weniger als vierzig Früchte tödlich sein können. Besonders gefährlich ist, daß die ersten Vergiftungssymptome erst nach etwa fünfzehn Stunden (!) auftreten; sie äußern sich in Reizwirkungen des Magen-Darm-Traktes und blutigen Durchfällen. Erhöhte Körpertemperatur, Kurzatmigkeit, Kreislaufstörungen, Krämpfe, Benommenheit und Ohnmacht treten auf. Die zu den Hahnenfußgewächsen gehörende Echte Pfingstrose *(Paeonia officinalis)*, eine Gartenpflanze, enthält das Anthocyanglycosid Paeonin in der Blüte, Gerbstoffe und das fragliche Alkaloid Peregrinin im Samen. Vergiftungserscheinungen sind Magen-Darm-Entzündungen mit Erbrechen und schmerzhaften Durchfällen.

## *Pflanzengifte: chemische Strukturen aus der Retorte Natur*

Verschiedene Pflanzen, besonders Leguminosen und einige Euphorbiaceen, enthalten toxische Eiweißstoffe, die oft als Toxalbumine oder Phythämagglutinine bezeichnet werden. Zutreffender ist es noch, von pflanzlichen Lectinen zu sprechen, worunter man Proteine mit einem spezifischen Bindungsvermögen für Kohlenhydrate versteht. Die markantesten Vertreter sind das Ricin der Ricinussamen und das Abrin der Paternostererbsen. Rote Blutkörperchen in einer Suspension werden schon nach dem Zusatz sehr verdünnter Ricinlösungen ausgeflockt.

Die Rizinuspflanze *(Ricinus communis)* gehört zur Familie der Wolfsmilchgewächse. Der Samen enthält neben Ricin auch ein Alkaloid der Pyridinreihe, das Ricinin. Ricinusfrüchte führen zu Brechdurchfällen, Krämpfen, Tachycardie, und bereits zwanzig Samen sollen absolut tödlich sein. Nicht gleichzusetzen sind die Samen und das als Laxans verwendete Ricinusöl, das durch Pressen des Samens gewonnen wird, wobei der toxische Wirkstoff im Preßkuchen zurückbleibt. Hauptbestandteil des Oleum Ricini ist das Triglycerid der Ricinolsäure (12-Hydroxy-ölsäure). Durch Kochen kann das Ricin denaturiert werden. Ricin ist das erste, 1888 durch Kobert und Stillmark in Ausbeuten um 3 % gewonnene pflanzliche Lectin. 1891 fand Ehrlich, daß Mäuse durch wiederholte Injektionen nichttödlicher Ricinmengen gegen das Gift immun werden. Ferner gelang es ihm, Mäuse mit dem Serum anderer ricinbehandelter Mäuse zu immunisieren. Er postulierte daher die Entgiftung durch Antikörper im Organismus. Für das Ricin wurde später der Überbegriff des Antigens geprägt, der uns schon bei verschiedenen peptidischen Giften des Tierreiches begegnet ist.

Der in Parkanlagen und Aufforstungen anzutreffende Schmetterlingsblütler Robinie (auch falsche Akazie, *Robinia pseudoacacia)* enthält in der Rinde giftige Toxalbumine (Robin, Phasin), das alkaloidähnliche Robinin, Gerbstoffe und wie die meisten Pflanzen ätherische Öle. Orale Aufnahme (z. B. Sägestaub) kann vor allem bei Kindern zu Krämpfen, Schlafsucht und Erbrechen führen.

Die Stangen- oder Buschbohnen *(Phaseolus vulgaris)* in den Gemüsegärten enthalten ein Toxalbumin (Phasin) mit hämagglutinierender Wirkung in den ungekochten Bohnensamen. Schon fünf bis sechs Bohnen können zwei bis drei Stunden nach Verzehr zu schweren Magen-Darm-Entzündungen, verbunden mit Krämpfen und Pupillenverengung (Miosis), führen. Das trifft jedoch nur für die rohen Bohnen zu; denn durch Kochen wird das Gift zerstört.

Schließlich gibt es noch eine ganze Reihe von Pflanzen bzw. Pflanzengiften, die bis heute noch nicht völlig erforscht ist. Zu den Geißblattgewächsen gehört der Gemeine Schneeball *(Viburnum opulus),* der vor allem in Gärten und Anlagen angepflanzt wird. Seine Beeren enthalten noch nicht genau bekannte Saponine, Glycoside sowie harzartige Verbindungen und bewirken starke Magen-Darm-Reizungen, die sogar tödlich ausgehen können. Aus der Familie der Ölbaumgewächse enthält der Liguster *(Ligustrum vulgare),* der häufig in Anlagen und Hecken anzutreffen ist, einen noch unerforschten Giftstoff in den Beeren, wobei, wie bei allen giftigen Beeren, Kinder besonders gefährdet sind. Größere Mengen führen zu schweren Magenentzündungen unter Durchfall und Erbrechen. In besonders schweren Fällen kann durch Kreislaufversagen und Atemstillstand der Tod eintreten. Bekannt ist der Inhaltsstoff der Rinde, das Glycosid Ligustrin.

Auch von den Bucheckern, den Samen der Rotbuche *(Fagus silvatica)* sollte man lieber die Finger lassen; denn schon weniger als fünfzig Früchte können zu Erbrechen, Durchfall, Krampf- und Lähmungserscheinungen sowie zur Bewußtlosigkeit führen. Allerdings ist die Wirkung sehr standortabhängig. Besonders empfindlich sind Pferde, bei denen Todesfälle vorgekommen sind. Auch hier ist man sich über die wirksamen Stoffe nicht sicher, da zahlreiche Substanzen enthalten sind: Fagin, Vitamin B zerstörende Substanzen, Phenolcarbonsäure, in geringen Mengen Saponine, Gerbstoffe und Alkaloide.

## *Vom Mutterkornpilz und giftigen Waldpilzen*

Wenn wir uns jetzt gesondert mit toxischen Pilzen beschäftigen wollen, müssen wir uns zunächst darüber klar sein, daß dazu auch die bereits besprochenen Mikropilze (vgl. S. 84) gehören.

Ein Mikropilz, der sich speziell während der Blütezeit auf Getreidearten einnistet, ist der Mutterkornpilz *(Claviceps purpurea)*, der toxische halluzinogene Alkaloide produziert, die chemisch als substituierte l-Lysergsäurederivate anzusehen sind. Das wichtigste ist das Ergotamin (Abb. 38).

Als es noch keine durchgreifende Saatgutreinigung gab, hat kein anderes natürliches Gift zu so ausgedehnten Massenvergiftungen bei Mensch und Tier geführt. Vor allem im Mittelalter soll dieser Pilz in Frankreich und Deutschland Hunderttausenden von Menschen dauernde Geistesgestörtheit, verstümmelte Gliedmaßen oder den Tod gebracht haben. Besonders in feuchten Jahren gelangten bis zu 10 % (!) des Mutterkorns aus dem Roggen ins Mehl. Obwohl bereits 1673 Denis Dodart die Ursachen der Krankheit erkannt hatte, wurde erst hundert Jahre später allmählich die systematische Überprüfung des Roggens eingeführt. Aber selbst im Jahre 1951 kam es in Südfrankreich noch zu ausgedehnten Vergiftungen. Wie die Ermittlungen der französischen Gesundheitsbehörde und ein anschließendes Gerichtsverfahren ergaben, hatte ein Bäcker mutterkornhaltiges Mehl aus einer ländlichen Schwarzmarktquelle verbacken und seine etwa 200 Personen umfassende Kundschaft mehr oder weniger schwer vergiftet.

Das beobachtete Krankheitsbild wird – nach den wirkenden Alkaloiden – als Ergotismus bezeichnet. Es zeigen sich nervöse Störungen, erhöhter Puls, Krämpfe und Erblindung; Ohren, Zehen usw. sterben ab. Da auch Kriebeln in den Gliedmaßen auftritt, sprach man früher im Volksmund auch von der Kriebelkrankheit. Die Alkaloide können durch Gefäßerweiterung in der Gebärmutter Wehen bewirken und damit zu Frühgeburten führen. Wasserlösliche Ergotamine werden daher in der Geburtshilfe zur Wehenauslösung angewendet.

Die Getreidearten sind auch durch andere Pilze (Brand- und Rostpilze) gefährdet, die vor allem Nutztiere vergiften können.

Von den Giftpilzen unserer Wiesen und Wälder wollen wir nur die »klassischen« und giftigsten besprechen und ansonsten auf die verschiedenen Pilzführer verweisen. Von den etwa hundert Giftpilzen der nördlichen gemäßigten Zone mit etwa vierzig lebensgefährlichen sind nur etwa zehn tödlich. Von letzteren wiederum gehören die meisten zur Gattung *Amanita.* Äußerst selten sind Vergiftungen durch den Roten Fliegenpilz *(Amanita muscaria);* denn sein leuchtendroter Hut mit den weißen Tupfen ist wohl einem jeden bekannt. Bekanntester Wirkstoff ist das Alkaloid Muscarin, das 1864 von Schmiedeberg und Koppe erstmals in unreiner Form isoliert wurde. Die Symptome der Fliegenpilzvergiftung sind sehr komplex und ähneln den Vergiftungen, die durch auf das Zentralnervensystem wirkende Gifte verursacht werden. Eine bis drei Stunden nach der Aufnahme sind Aufregung, Verwirrung, Tobsucht, Lachen und Sinnestäuschungen zu beobachten. Starke Erschöpfung, Lähmungen und Bewußtlosigkeit folgen. Diese Erscheinungen konnten bei genauer Betrachtung nicht dem Muscarin zugeschrieben werden; denn es ist in frischen Fliegenpilzen nur zu etwa 0,0002 % enthalten, während eine Reihe anderer Pilze, deren Vergiftungsbild sich grundsätzlich von dem des Fliegenpilzes unterscheidet, bedeutend höhere Muscaringehalte aufweisen. Der Ziegelrote Faserkopf *(Inocybe patouillardi)* hat den zwanzigfachen Gehalt; auch der Satanspilz *(Boletus satanas),* der giftige Wiesentrichterling *(Clitocybe rivulosa)* und der Braune Knollenblätterpilz *(Amanita pantherina)* enthalten diesen Giftstoff. Man glaubt heute die psychoaktive Wirkung auf die Inhaltsstoffe Ibotensäure, Muscimol und Muscazon zurückführen zu können (Abb. 34). Der Name »Fliegenpilz« rührt daher, daß man früher in gezuckerte Milch eingelegte Pilzscheiben zur Fliegenvernichtung verwendet hat. Wie wir heute wissen, eine Wirkung der Ibotensäure.

Nach den beschriebenen Wirkungen sehen wir wieder einmal Verbindungslinien zu den Rauschgiften. Aus Überlieferungen ist bekannt, daß die altnorwegischen Berserker bestimmte Fliegenpilzdosen zu sich genommen haben, um sich in Rauschzustände zu versetzen. Auch im nordöstlichen Sibirien war dies üblich. Aus den blindwütigen Tobsuchtsanfällen, die damit häufig einhergingen, leitete der Volksmund die Redensart »Er wütet wie ein Berserker« ab. Sogar als Zahlungsmittel für Rentiere waren diese (dort seltenen) Pilze bei nordischen Völkern gebräuchlich.

Auszüge aus Fliegenpilzen, vermischt mit dem Saft der Trunkelbeere *(Vaccinium uliginosum)*, sollen Wahnvorstellungen und Verwirrung bewirken. Auch der Harn der vom Fliegenpilz Berauschten ist psychoaktiv wirksam und wurde daher in Gebieten mit wenig Fliegenpilzen zur Verlängerung des Rauschzustandes genutzt.

Auf einen anderen Pilz, der in unseren Breiten häufig Ursache von Vergiftungen ist, soll noch hingewiesen werden, die Frühjahrslorchel *(Gyromitra esculenta)*. Der Hauptteil des Giftes kann durch zehnminütiges Kochen extrahiert werden; trotzdem sollte man nicht mehr als ein halbes Kilogramm in 24 Stunden zu sich nehmen. Wesentlich ist, daß sich die Giftwirkung dieser Pilze nicht eindeutig vorhersagen läßt; sie ist unter anderem vom Pilzalter und dem Standort abhängig. Zudem ist die Empfindlichkeit von Mensch zu Mensch recht unterschiedlich. Neben der stickstofffreien Helvellasäure ist das stickstoffhaltige Gyromitrin enthalten, das in seiner Wirkung den Inhaltsstoffen des Grünen Knollenblätterpilzes *(Amanita phalloides)* ähnelt. Mit diesem gefährlichsten Pilz unserer Breiten wollen wir uns etwas intensiver beschäftigen. Im Englischen wird er nicht grundlos als death cap (Todeskappe) bezeichnet. In Nordamerika beheimatet ist ein naher Verwandter, der Weiße Knollenblätterpilz *(A. verna)*, der die gleichen Giftstoffe enthält und von den Amerikanern destroying angel (Todesengel) genannt wird. Der Grüne Knollenblätterpilz gedeiht von Juli bis Oktober oft unter Eichen und Buchen und ist auch auf unseren Parkwiesen anzutreffen. Trotz vielfältigster Aufklärungsaktionen kommt es in jedem Jahr vor, daß leichtsinnig Grüne Knollenblätterpilze verspeist werden. Von allen in unseren Breiten zu verzeichnenden Pilzvergiftungen entfallen 95 % auf diesen Pilz. 40 % der Vergiftungen gehen tödlich aus. Bereits ein einziger Pilz enthält die Giftmenge, die zwei bis drei Menschen zu töten vermag.

Die Anfänge der chemischen Erforschung des Giftes liegen im wesentlichen Anfang unseres Jahrhunderts in Baltimore (USA) durch Ford und seine Mitarbeiter. Sie unterschieden die Inhaltsstoffe zunächst in das schon früher beschriebene hitzeempfindliche hämolytische »Phallin« und enthaltene »Toxine«, die sich durch Kochen nicht zerstören lassen. Die erstere, heute als Phallolysin bezeichnete Verbindung ist ein hochmolekularer proteinartiger Stoff, der natürlich beim Erhitzen denaturiert wird, so daß er bei gekochten oder gebratenen Pilzen an der Vergiftung nicht mitwirken kann. Solche Hämolysine sind im übrigen in den verschiedensten Pilzarten verbreitet.

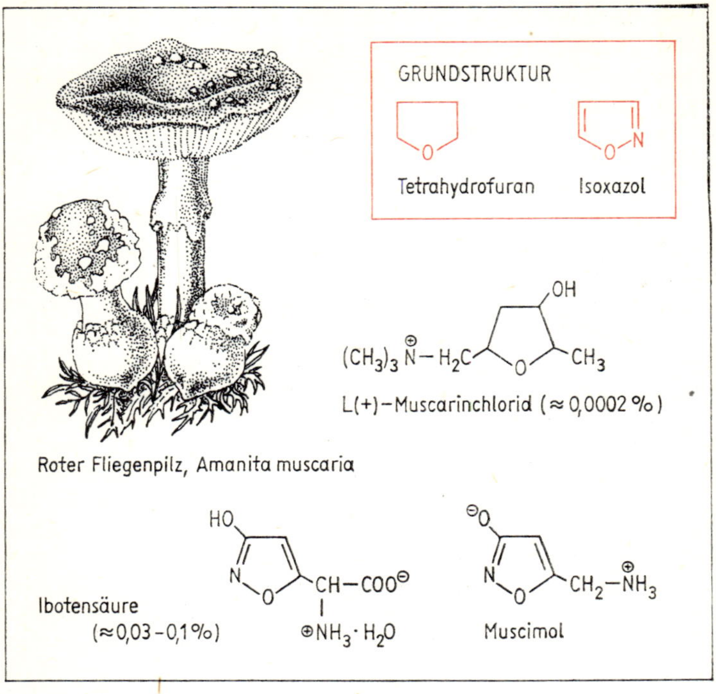


Abb. 34 Die Toxine der wichtigsten Giftpilze unserer Heimat

Das erste der hitzebeständigen Toxine wurde 1937 von Lynen und U. Wieland in Münster kristallin erhalten und Phalloidin genannt. Heute ist allerdings bekannt, daß auch dieses Gift kaum für das charakteristische Vergiftungsbild verantwortlich ist, da es zum einen kaum über den Magen-Darm-Trakt aufgenommen werden kann, zum anderen seine alleinige Konzentration im Pilz nicht ausreichen würde, um einen Menschen zu töten, wenngleich es den Hauptinhaltsstoff stellt. Das langsam wirkende »tödliche Prinzip«, das Amanitin, wurde 1940 von H. Wieland und Hallermeyer kristallin erhalten. Später stellte sich heraus, daß dieses sogenannte $\alpha$-Amanitin nur ein Vertreter einer größeren Familie sehr ähnlicher bicyclischer Octapeptide (8 Aminosäuren) war. Für den Menschen können schon 0,1 mg/kg tödlich sein.

Von T. Wieland wurde ein interessanter, sehr einfacher Test auf diese Amanitine entwickelt. Dazu drückt man ein frisch ab-

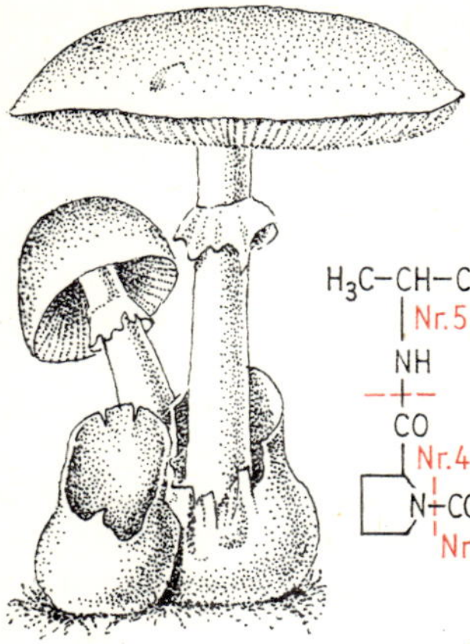

Grüner Knollenblätterpilz, Amanita phalloides

PHALLOTOXINE

Hauptvertreter:
Phalloidin,
ein Heptapeptid

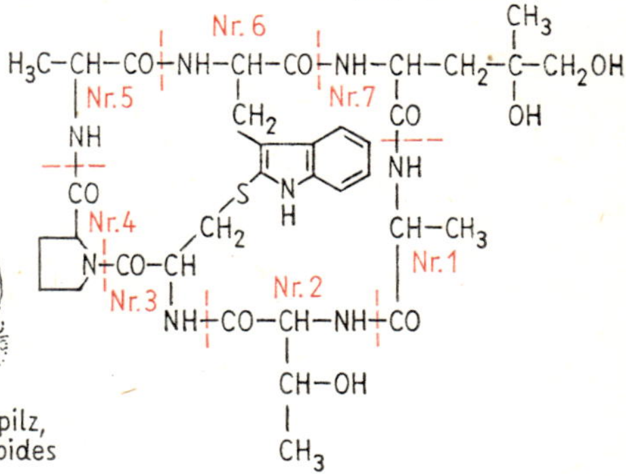


AMATOXINE

Hauptvertreter:
α-Amanitin, ein Octapeptid

tödliche Dosis von Amatoxinen für den Menschen: ca. 0,1 mg, 1 Pilz von 50 g enthält ca. 10 mg dieser Gifte

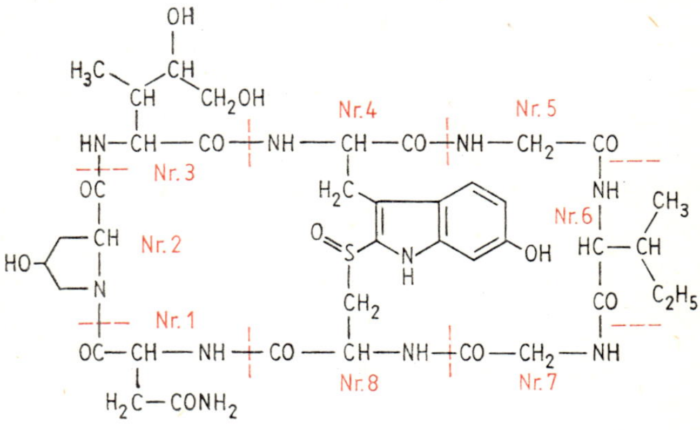


Amatoxine sind etwa 20 mal giftiger als Phallotoxine

geschnittenes Pilzstück so fest auf einen unbedruckten Zeitungsrand, daß ein feuchter Fleck entsteht, den man an der Luft trocknen läßt. Befeuchtet man die Stelle mit 6 bis 8 n HCl, tritt innerhalb von fünf bis zehn Minuten eine blaue Farbe auf, wenn mehr als 0,02 mg/ml enthalten waren. Die wirklichen Konzentrationen der Amanitine im Pilz sind fünf- bis zehnmal höher, so daß der zu erzielende Effekt sehr eindeutig ausfällt. Die Verfärbung beruht darauf, daß die Amanitine in Gegenwart von Salzsäure mit dem Fichtenlignin im Zeitungspapier eine Farbreaktion ergeben. Über die Wirkung der Amanitine weiß man heute so viel, daß sie sich sehr fest an ein Schlüsselenzym des Zellkerns binden und dieses dadurch blockieren.

Neben den Amatoxinen wurden auch die Phallotoxine gefunden, die zwar im wesentlichen etwa zehnmal weniger giftig sind, dafür aber rascher wirken und das endoplasmatische Retikulum der Leber zerstören. In diese Gruppe fällt das zuerst entdeckte Phalloidin. Die Phallotoxine sind ebenfalls bicyclische Peptide, allerdings mit sieben Aminosäuren. Die $LD_{50}$ der Phallotoxine beträgt bei der weißen Maus etwa 2 mg/kg (vgl. Abb. 34).

Eine interessante Besonderheit stellen die Tintlinge *(Coprinus atramentarius)* dar. Sie sind eßbar, bewirken jedoch eine Alkoholüberempfindlichkeit. Nach Pilzgenuß reichen schon ein bis zwei Flaschen Bier aus, um Symptome wie Gesichtsrötung, Kribbeln und Taubheit der Extremitäten, Beschleunigung des Herzschlages, Übelkeit und Erbrechen hervorzurufen. Diese Erscheinung ist auch bei bestimmten synthetischen Chemikalien zu beobachten. Das am längsten bekannte Beispiel ist der Kalkstickstoffdünger. Auch hier reichen bei der Düngerausbringung schon sehr geringe Mengen Alkohol, um diese Symptome zu erzeugen. Das chemische Wirkprinzip des Pilzes ist noch unbekannt. An diesen wenigen Beispielen sehen wir schon, daß auch die Gifte der einzelnen Pilze zu chemisch sehr verschiedenen Substanzklassen gehören.

# Genußgifte aus Pflanzen

## *»Wie schmeckt der Coffee süße . . .« – das Coffein und verwandte Alkaloide*

Eine reiche Historie an Lob und Verdammnis hat der Kaffee hinter sich. Jeder kennt heute die anregende Wirkung einer Tasse Kaffee oder besser des darin enthaltenen Wirkstoffes Coffein (Abb. 35). Das gleiche gilt natürlich auch für den schwarzen und grünen Tee. Mäßige Coffeinmengen regen Herztätigkeit, Stoffwechsel und Atmung an; Blutdruck, Körpertemperatur und Blutumlaufgeschwindigkeit steigen, und die Blutgefäße des Gehirns erweitern sich ein wenig. Bei Einnahme von 250 mg Coffein erhöht sich der Grundumsatz um 6 %. Durch die bessere Durchblutung des Gehirns wird der Organismus angeregt, Müdigkeit verdrängt und eine vorübergehende Stimulierung der Arbeitsleistung erreicht. So wurden beispielsweise Additionsaufgaben nach Einnahme von 0,3 g Coffein um 15 % schneller gelöst. Heute ist man sich darin einig, daß mäßiger Kaffeegenuß keine Schädigungen nach sich zieht, wenn auch Menschen mit labilem Herzgefäßsystem, Epilepsie, Nierenkrankheiten, Gicht, hohem Blutdruck oder Neigung zu Arterienverkalkung vor häufigem Genuß gewarnt werden sollten. Erst bei Dosen ab 500 mg Coffein können Händezittern, ausgeprägte zentrale Erregung, Schlaflosigkeit, Herzklopfen und eventuell anginöse Herzbeschwerden auftreten. Die letale Dosis liegt recht hoch; selbst nach Einnahme von 5 g Reincoffein kann noch Wiedergenesung erfolgen. Für eine tödliche Dosis müßte man schon 100 bis 200 Tassen guten starken Kaffee auf einmal zu sich nehmen, und das haben selbst Balzac und Voltaire nicht geschafft, die im Laufe eines Tages bis zu 50 oder 60 Tassen getrunken haben sollen.

Zu erwähnen ist, daß man dem Coffein die Eigenschaft zuschreibt, durch Anregung der Magensekretion die Entstehung von Magengeschwüren zu begünstigen, wobei aber die Röststoffe nicht unbeteiligt sein dürften.

Durch Coffeineinwirkung (auch Theophyllin) wird im Gehirn und aus den peripheren sympathischen Nerven Noradrenalin freigesetzt und vermehrt produziert. Zudem wird durch Coffein (und Theophyllin) die Wirkung des endogenen Adrenalins und Noradrenalins auf Kreislauf und Stoffwechsel stimuliert. Coffein hat auch eine direkte Wirkung auf die Muskelfaser, was sich besonders in verstärkter Herzmuskelkontraktion bemerkbar macht.

Einige Autoren vertreten die Ansicht, daß der übermäßige Kaffeegenuß eine echte Toxomanie mit Gewöhnung hervorrufen kann, den Coffeinismus, wobei auch psychische Störungen, die zu echten Halluzinationen führen können, angeführt werden.

Der Kaffeebaum oder -strauch *(Coffea arabica,* neben anderen kultivierten Arten wie *C. liberica, C. excelsa, C. canephora)* gehört zur Familie der Labkrautgewächse und wird 8 bis 10 m hoch (Abb. 35). Seine Blätter glänzen tief dunkelgrün, und die kirschähnlichen roten Früchte enthalten zwei Kerne, die Kaffeebohnen. Sein Aroma erhält der Kaffee erst durch das Rösten bei 200 bis 250 °C.

Tee enthält mit bis zu 5 % Coffein (schwarzer Tee um 2 %, grüner Tee um 5 %) bedeutend mehr von diesem Wirkstoff als die Kaffeebohne (mit etwa 1,5 %), dazu etwa 12 % Gerbsäure (Tannin), zahlreiche Vitamine (insbesondere das Wachstumsvitamin $B_1$), ätherische Öle und Riechstoffe sowie Chlorophyll und eine Reihe von Mineralstoffen. Außerdem enthält Tee das diuretisch wirkende Theophyllin (Abb. 35). Wie den Coffeinismus soll es auch den Teeismus geben.

In der UdSSR wurde gefunden, daß durch einen Fluorgehalt von durchschnittlich 0,0085 % in den Aufgüssen 0,74 bis 3,2 mg/l Fluor enthalten sind. Man glaubt daher, dem Tee unter Zugrundelegung eines durchschnittlichen Teekonsums eine positive Rolle in der Kariesprophylaxe zusprechen zu können.

Die anregende Wirkung des Tees soll durch die Mitwirkung des Theophyllins und ätherischer Öle auf das Zentralnervensystem länger anhalten als die des Kaffees, der stärker auf die Herztätigkeit einwirkt.

Wildwachsend erreicht der Teestrauch *(Camellia sinensis)* eine

Abb. 35 Stimulanzien in Genußmitteln mit Purin- bzw. Harnsäurestruktur: die Inhaltsstoffe von Kaffeebohne und Tee (vgl. auch Saxitoxin, Abb. 11)

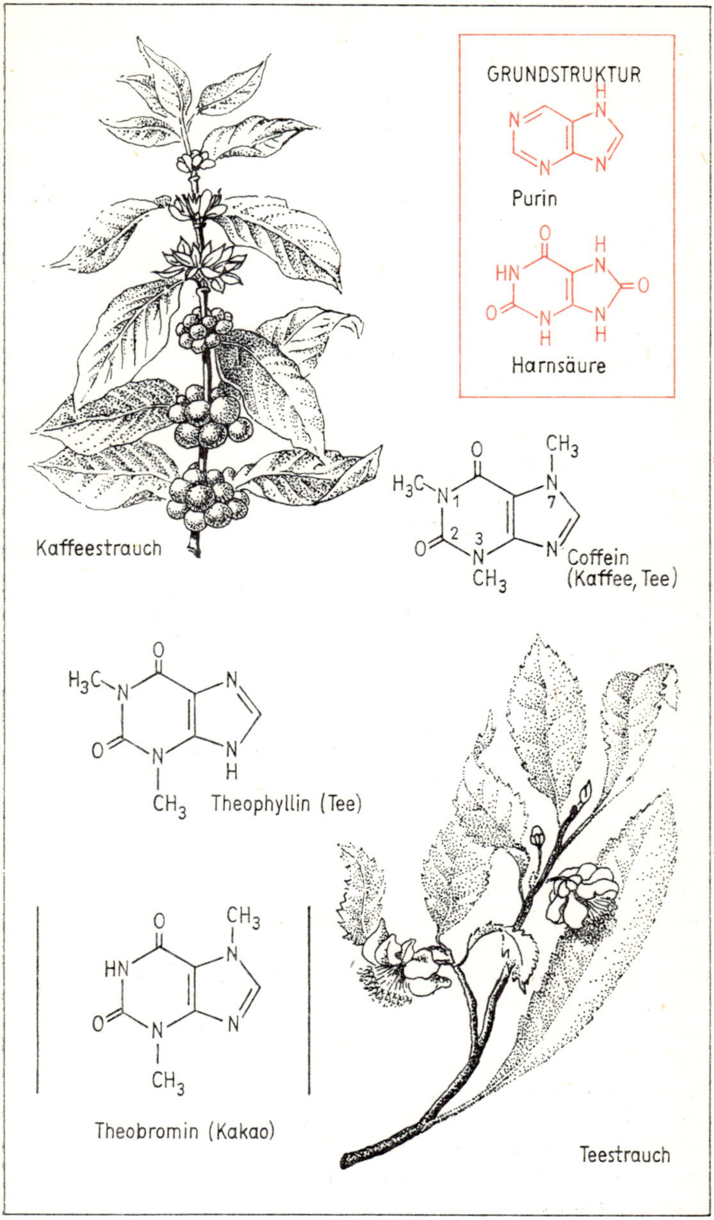
GRUNDSTRUKTUR
Purin
Harnsäure
Kaffeestrauch
Coffein
(Kaffee, Tee)
Theophyllin (Tee)
Theobromin (Kakao)
Teestrauch

Höhe bis zu 10 m, auf Plantagen kultiviert man ihn etwa 1 bis 2 m hoch, wobei wiederum verschiedene Sorten unterschieden werden.

1820 isolierte der durch die Entdeckung des Anilins im Steinkohlenteer bekannt gewordene Friedrich Ferdinand Runge erstmals eine kristalline Kaffeebase aus Kaffee, den er im übrigen von Goethe erhalten hatte. Zwei Jahre später beschrieben die Pariser Pharmazieprofessoren Pelletier, Caventou und Robiquet die wirksame Kaffeesubstanz und gaben ihr den Namen Cafein. Ebenfalls ein Franzose, Oudry, entdeckte 1827 die Wirksubstanz des schwarzen Tees und nannte sie Thein. Angeregt durch Berzelius, wiesen Jobst und Mulder im Jahre 1838 die Identität beider Wirkstoffe nach. Im Jahre 1842 fand der Russe Woskresenski im Kakao das Theobromin, das bis zu 1,8 % in den Bohnen enthalten ist. Dieses konnte Strecker 1861 durch Methylierung ins Coffein überführen und damit die nahe strukturelle Verwandtschaft beweisen (vgl. Abb. 35). In den achtziger Jahren des vergangenen Jahrhunderts beschäftigte sich Emil Fischer im Rahmen seiner jahrelangen Untersuchungen auf dem Harnsäuregebiet systematisch mit Coffein, dessen chemische Verwandtschaft mittlerweile bekannt war. 1898 schließlich fand er den chemischen Weg zur Muttersubstanz der gesamten Gruppe, dem Purin.

1888 wurde von Kossel das im Tee enthaltene Theophyllin, ein Strukturisomeres des Theobromins der Kakaobohne (Abb. 35), entdeckt; es hat eine stärkere Wirkung auf das Zentralnervensystem als Theobromin und kann Übelkeit, Kopfschmerz, Erbrechen und Krämpfe hervorrufen.

In neuerer Zeit wurden die verschiedensten Purinderivate synthetisiert, die den Arzneischatz durch ihre vielfältigen Wirkungen bereichern. Dabei sehen wir wiederum, daß schon geringe strukturelle Veränderungen bzw. Variationen der funktionellen Gruppen zu anderen biologischen Wirkungen führen.

Die Geschichte des Kaffees und die Geschichten um den Kaffee sind schon sehr alt und reichen sogar in die biblische Geschichte zurück; denn schon David soll Abigail mit Kaffee verführt haben. Es wird vermutet, daß der Ursprung des Kaffees in Abessinien zu suchen ist; von dort gelangte er im 15. Jahrhundert nach Arabien. Mitte des 16. Jahrhunderts war er in Konstantinopel bekannt – sicher durch die Mekkapilger. Den Mohammedanern kam er gelegen, hofften sie doch, in ihm einen guten Ersatz für den ihnen durch die Religion verbotenen Wein gefunden zu haben. Vermutlich brachten ihn die Venezianer, die ihn schon um 1615 kannten, nach Europa. 1657 kam er durch den Weltreisenden Jean de Thévenot nach Paris.

Die Geschichte des Kaffees war sehr wechselhaft. Es gab Zeiten, da wurde ihm die Schuld an zahlreichen Gebrechen gegeben, zumindest aber sollte er für Impotenz und schlaffen Busen verantwortlich sein. Vielfach wurde er als Teufelsgebräu verboten, und für das Trinken wurden drakonische Strafen angedroht. Zu anderen Zeiten wurde der Kaffeegenuß amtlich gefördert, entweder, um den Schnapskonsum zu senken, oder wie unter Friedrich II. von Preußen, um, durch Zölle und Steuern belegt, die Staatskassen zu füllen, indem er 1781 den Kaffeemarkt zum Staatsmonopol machte. Überall im Lande schickte er seine »Kaffeeschnüffler« umher, um »Schwarzröster« zu ertappen, die mit hohen Strafgeldern zu rechnen hatten.

Der schwarze Tee ist (neben dem Bier) das historisch älteste der heute in der Welt verbreiteten Getränke und stammt vermutlich aus Indien. Auch im alten China war er vor über 3 000 Jahren bereits bekannt. Im Jahre 780 verfaßte der chinesische Dichter und Ästhet Lu Yün das erste umfassende Werk »Der Klassiker des Tees« (Chia Ching) und berichtete über Wirkung, Beschaffenheit, Zubereitung und Teezeremonien.

Im 16. Jahrhundert drang die Kunde vom Tee über Missionare, Reisende und arabische Händler ins alte Europa, und im 17. Jahrhundert führten die ostindischen Kompanien der Holländer und Engländer die ersten größeren Mengen getrockneter Teeblätter ein. P. Dufour lobte bereits 1648 die Vorzüge des Tees: »Einer der wichtigsten Vorzüge des Tees ist es, Betrunkene wieder nüchtern zu machen. Auch reinigt er das Gehirn . . .« Heute ist es schon traditionell, daß an der Spitze des Prokopfverbrauches Großbritannien mit 4 300 g (1975) liegt. Dagegen nehmen sich beispielsweise die DDR mit 118 g (1976) und Frankreich mit 65 g recht bescheiden aus.

Im 17. Jahrhundert kam auch der erste Tee nach Deutschland und wurde bald Gegenstand wissenschaftlicher Abhandlungen. In einem der ersten, 1634 in Hamburg erschienenen Traktate (»Auff Gottfried Schultzens Kosten«) – »Die naturgemäße Beschreibung der Caffee, Thee und Chokolade, Tabacks mit Tractätlein« – heißt es, der Tee »machet lebhaft, vertreibet den Schlaf, jedweden Trinken desselbigen . . .«.

Heimisch wurde der Tee in Deutschland erst viel später, wenn auch niemals in dem Maße, wie z. B. in England oder Rußland.

Wenden wir uns nun kurz einem weiteren coffeinhaltigen Gewächs zu.

In Westafrika beheimatet ist der bis zu 20 m hohe Cola-Baum *(Cola acuminata)*. Er trägt teils weiße, teils rote Nüsse, wobei letztere gesuchter sind, da sie 3 bis 4 % Coffein und 1 bis 2 % Theobromin enthalten. Zu Beginn schmeckt die Nuß bitter, nach gewisser Zeit jedoch durch Umwandlung ihrer stärkehaltigen Inhaltsstoffe in Zucker süß. Mitunter wird auch aus der zerriebenen Nuß ein kaffeeähnliches Getränk gebraut. Die Nuß wirkt als Herztonikum, vertreibt Müdigkeit und Hungergefühl.

## *Nicotin – blauer Dunst macht Weltgeschichte*

Das im Tabak enthaltene Alkaloid Nicotin (Abb. 26) kann beinahe als echtes Rauschgift angesehen werden; es erzeugt eine Toxomanie, die Tabaksucht, die nahezu ebenso starke Abhängigkeit wie echte Rauschgifte erzeugen kann. Eine Entwöhnung starker Raucher führt sehr oft nicht zum Erfolg. Die aus Südamerika stammende Tabakpflanze ist ein Vertreter der 2 200 Arten der alkaloidreichen Nachtschattengewächse. In unseren Breiten werden vor allem die Sorten *Nicotiana rustica* und *N. tabacum* angebaut. Sobald die Blätter gelb werden und ihren charakteristischen Geruch ausströmen, beginnt die Ernte. Die Blätter werden dann durch Trocknung in ihrem Wassergehalt um 60 % gesenkt und anschließend fermentiert.

Den ersten bekannten Kontakt mit Tabak hatten wohl Rodrigo de Jerés und Luis de la Torre, zwei Gefährten des Christoph Columbus, die am 28. Oktober 1492 kubanischen Boden betraten und die indianischen Eingeborenen bestaunten, die den Rauch gerollter glimmender Tabakblätter, Urgroßväter der heutigen Havannazigarren, durch ihre Nasenlöcher inhalierten.

Jerés wurde diese Erkenntnis, die er für sich selbst erprobte, übrigens zum Verhängnis, wurde er doch – nach Sevilla zurückgekehrt – von der gestrengen Inquisition in den Kerker geworfen. Denn ein Mensch, der Rauch aus dem Mund blies, konnte ja nur ein mit dem Teufel im Bunde stehender Hexer sein. Doch lange konnte man die neue Sitte oder Unsitte des Tabakgenusses nicht unterdrücken; denn immer mehr Seefahrer und Conquistadores wurden vom Tabak »verführt«. Cortez sandte 1508 den ersten Tabaksamen nach Europa an seinen König Karl V.

1556 gelang dem französischen Reisenden André Thévet in der Charente die Aufzucht der ersten Tabakpflanzen. Die weitere Verbreitung erfolgte recht rasch, wobei immer neue Namen auftauchten, die mit seiner Geschichte in Verbindung stehen, so z. B. peruanisches Bilsenkraut oder Botschafterpulver, Mediceenkraut, Königskraut oder Priorskraut. Die Bezeichnungen kommen vermutlich daher, daß der französische Gesandte in Lissabon, Jean Nicot de Villemann, im Jahre 1560 die ersten Tabaksamen zu Katharina von Medici und zu dem Großprior von Frankreich, Franz von Lothringen, brachte. Von diesem Botschafter leiten sich auch der am längsten gebrauchte Name »Nicotkraut« und daraus das Nicotin ab.

Nachdem man zunächst von den Indianern gelernt hatte, den Rauch zu inhalieren, kam alsbald auch das Schnupfen in Mode, das seine Blüte im 17. bis Mitte des 18. Jahrhunderts erlebte, wo es geradezu zur Seuche wurde. Konkurrenz erwuchs seit dem Dreißigjährigen Krieg (1618–1648), mit dem das Pfeiferauchen über Europa verbreitet wurde. Diese Sitte des »Nebelsaufens« soll der Günstling der englischen Königin, Admiral Sir Walter Raleigh, aus der 1584 gegründeten nordamerikanischen Kolonie Virginia mit nach Europa gebracht haben. Das 19. Jahrhundert des aufstrebenden Bürgertums wurde das Jahrhundert der Zigarre; die erste deutsche Zigarrenfabrik gründete 1788 der Hamburger Kaufmann Hans Heinz Schlottmann.

Die Zigarette schließlich soll im 19. Jahrhundert im Nahen Osten »erfunden« worden sein. Nach dem Krimkrieg (1853–1856) wurde sie durch Engländer und Franzosen in ganz Europa verbreitet. Die erste deutsche Zigarettenfabrik entstand 1862 (als Filiale einer russischen) in Dresden. Mit der Wende zum 20. Jahrhundert und dem Trend zur Massenproduktion schob sich die Zigarette im Verbrauch an die Spitze.

Ähnlich dem Kaffee war auch das Ansehen des Tabaks in der Geschichte recht unterschiedlich. Zu Zeiten galt er sogar als Universalheilmittel in allen möglichen Formen: Umschlägen, Pulver, Salben, Preßsaft oder Rauch. Aber auch schon sehr früh hatte er harte Gegner. So verbot Franz I. von England 1603 den Tabak, »dessen schwarzer und stinkender Rauch das Schreckbild einer Hölle, bodenlos und voller Pech, hervorruft«. Der russische Zar Michael Fedorowitsch ging sogar so weit, den Tabakschnupfern die Nasen abschneiden zu lassen; Papst Urban VIII. exkommunizierte 1621 die Raucher mit der Begründung, sie haben sich einer »Körper und Seele gleichermaßen erniedrigenden Substanz« geopfert.

Jakob I. von England ließ den erwähnten »Importeur« des Pfeiferauchens, Sir Raleigh, wegen vorgeblicher politischer Verschwörung hinrichten und verbot das Tabakrauchen und -schnupfen durch Parlamentsakt bei Androhung von Prügel und Ausweisung aus London. Sultan Murad IV. ließ die Raucher an Händen und Füßen verstümmeln oder gar hängen, und der persische Schah

Abbas der Große schließlich ließ die Tabakhändler samt ihrer Ware verbrennen. Auch viele Prominente, so Goethe und der Königliche Leibmedicus und Direktor der Berliner Charité, Christoph Wilhelm Hufeland (1762–1836), waren eifrige Gegner des Tabakgenusses. Der Leibarzt Ludwigs XIV., Guy-Crescent Fagan, faßte 1699 einen wissenschaftlichen Disput über den Tabak wie folgt zusammen: »Ergo ex frequenti tabaci usu vita summa brevior.« (Zeitgenössisch übersetzt: »Dero halben verkürzet der öfftere Gebrauch des Tabaks das Leben.«) Dem können wir auch heute nur zustimmen.

Der zur Abhängigkeit führende Wirkstoff, das Nicotin, wurde 1809 von Vauquelin isoliert, andere, häufigere Angaben besagen, daß dies erst 1828 Posselt und Reimann gelang. Sie wurden dafür vom Großherzog von Baden mit einer Goldmedaille belohnt. 1843 stellte Melsens die Bruttoformel auf. Strukturell (Pinner 1839) handelt es sich beim Nicotin um einen Pyridinring, der in α-Stellung zum Stickstoff einen N-methylierten Pyrrolidinring trägt (Abb. 26). Daneben sind noch verschiedene andere Alkaloide in geringen Mengen enthalten, allein 1935 fand man sechs weitere im Tabakrauch. Der Gehalt der Tabakblätter an Nicotin kann bis zu 8 %, z. T. sogar 16 % betragen. Zu normalen Tabakwaren verarbeitete Blätter haben meist einen Gehalt zwischen 1 und 3 %. Die letale Dosis des sehr starken Giftes Nicotin beträgt bei Nichtrauchern etwa 40 bis 60 mg, eine Menge, die schon in zwei bis drei Zigaretten enthalten ist (jedoch nur zum geringen Teil vom Raucher aufgenommen wird) oder in 2 bis 3 g Schnupftabak. Die toxische Wirkung ist etwa der von Blausäure vergleichbar.

Kleine Vögel sterben fast augenblicklich, wenn man ihnen einen mit Nicotin befeuchteten Glasstab in den Schnabel hält. Auch durch offene Wunden eintretendes Nicotin kann tödlich wirken. So ist ein Fall bekannt, in dem ein Tabakarbeiter aus Höfen bei Pforzheim, einige Stunden nachdem er sich an der Tabakschneidemaschine in den Finger geschnitten hatte, gestorben ist.

Starke Raucher vertragen zwar mehr Nicotin als Nichtraucher, trotzdem kann das inhalierte Nicotin zu Übelkeit, Schwindelgefühl, Kopfschmerz und Gedächtnisschwäche führen, im fortgeschrittenen Stadium zu Atembeschwerden, Dauerhusten und Bronchialkatarrh. Nach jahrelangem Rauchen können Kreislaufstörungen, Durchblutungsstörungen (Raucherbein), erhöhter Blutdruck bis hin zum Herzinfarkt auftreten. Die Ausscheidung des Nicotins erfolgt über die Niere. Die Resorption ist qualitativ und quantitativ von der Art des Tabakgenusses abhängig. So werden beim Schnupfen große Mengen, jedoch langsam über die Nasenschleimhaut, beim Kauen gleichermaßen über Mundhöhle und Magen aufgenommen. Beim »Paffen« erfolgt je nach Verweildauer in Mund und Nase eine unvollständige Aufnahme, bei Inhalation wird nahezu das gesamte Nicotin des Rauches aufgenommen. Die Inhalation ist besonders bedeutsam, da in diesem Falle die Leber als Entgiftungsorgan umgangen wird und mit jedem einzelnen Zug das Nicotin das linke Herz und das Gehirn erreicht. Nicotin ist jedoch nicht der einzige Schadstoff, der den Raucher gefährden kann. Im Rauchstrom aus Gasen und Aerosolen ist eine Vielzahl niedermolekularer organischer Verbindungen – Alkane, Alkohole, Ketone, Ester usw. – enthalten, in geringen Mengen auch Pyridinbasen, Ammoniak, Schwefelwasserstoff und Blausäure. Neben dem Hauptwirkstoff Nicotin sind für die Beurteilung der Wirkung noch mehrere Gase von Bedeutung, vor allem Kohlenmonoxid, Stickoxide und andere Reizgase. An cancerogenen Stoffen sind neben Benz[a]pyren und seinen Derivaten Spuren von Nitrosaminen und Schwermetalle wie Chromium, Arsen, Cadmium und Vanadium nachgewiesen worden.

Eine ganz andersartige Verwendung fanden Tabak bzw. Tabaklaugen und verschiedene Nicotinpräparate in der Schädlingsbekämpfung, wo sie heute allerdings eine geringe Rolle spielen.

So eigenartig es klingen mag, in den vergangenen Jahrhunderten war es oftmals das Verbrechen, das zum Erkenntnisgewinn des chemisch orientierten Teiles der Toxikologie, vor allem der Analytik, beigetragen hat. Auch beim Nicotin war es an dem; denn ein Mordfall führte zum erstmaligen Nachweis eines Alkaloides, des Nicotins, im menschlichen Körper. Allerdings ist Nicotin später nur sehr wenig als Mordgift in Erscheinung getreten, muß es doch dem Opfer aufgrund seines Geruches und Geschmackes zwangweise beigebracht werden. Als Suizidgift spielt es jedoch eine gewisse Rolle, da es in einigen Ländern auch in Form bestimmter Gartenpestizide käuflich ist.

Vor den Schranken des Gerichtes hatte sich im Jahre 1851 der Nicotinmörder Graf Bocarmé zu verantworten. Er endete unter dem Fallbeil. Von seinem jahrelangen Amerikaaufenthalt wußte er, daß einige Indianerstämme auch Nicotin als Pfeilgift benutzen. Mit einer Tabaklauge vergiftete er seinen Schwager Fougnies, um dessen Heirat zu verhindern, die ihn um die in Aussicht stehende Erbschaft gebracht hätte. Zur Verschleierung seiner Tat goß er dem Vergifteten größere Mengen Weinessig in den Mund. Als Untersuchungsrichter und Ärzte den Toten mit verätztem Gesicht, Mund, Schleimhäuten und Magen vorfanden, beschloß man, die Eingeweide nach Brüssel zur toxikologischen Untersuchung zu bringen, die schließlich der an der Militärschule tätige Chemiker Jean Servais Stas übernahm. Zunächst stellte er fest, daß die Gewebezerstörungen nicht allein durch die Essigsäure entstanden sein konnten, so daß er die Verschleierung eines anderen Giftes vermutete. Was man bis dahin nicht für möglich gehalten hatte – Alkaloide aus dem menschlichen Körper zu isolieren –, gelang ihm schließlich mit der Zähigkeit und dem Wissen des Chemikers und einer Portion Glück. Er versetzte einen sauren alkoholisch-wäßrigen Extrakt mit Kalilauge und Ether und fand, daß nach dem Eindampfen des Etherauszuges eine Flüssigkeit übrigblieb, die charakteristisch roch, scharf schmeckte und die typische Reaktion der Alkaloide zeigte. Dieses Mehrstufenverfahren machte es möglich, das alkaloidische Pflanzengift aus den Fetten, Eiweißen und Kohlenhydraten des menschlichen Körpers abzutrennen. Diese Extraktionsmethode nach Stas (erweitert nach Otto) ist den Gerichtschemikern in der ganzen Welt noch heute geläufig. Was der Urvater und Pionier der Toxikologie Orfila (1787–1853) nicht für möglich gehalten hatte, war gelungen.

## *»Teufel« Alkohol*

Wir wollen in dieses Kapitel auch den Alkohol einbeziehen, da er nahezu seit Jahrtausenden aus einer Vielzahl pflanzlicher Produkte – vom Apfel bis zum Zuckerrohr – durch Vergärung hergestellt wird. Der Alkoholmißbrauch ist heute in einigen Teilen der Welt ein großes soziales, aber auch medizinisches Problem geworden. So gab es Ende der siebziger Jahre allein in der Bundesrepublik Deutschland 1,5 Millionen Alkoholabhängige (2,5 % der Gesamtbevölkerung). Nach Angaben der Weltgesundheitsorganisation nimmt der Alkoholismus im Weltmaßstab nach den Herz-Kreislauf-Erkrankungen und den Tumoren den dritten Platz ein. Die Zahl der medizinisch erfaßten Alkoholiker liegt bei 30 Millionen. Die tatsächliche Zahl wird auf das Doppelte geschätzt, wobei noch zu beachten ist, daß man nach der Definition der Weltgesundheitsorganisation unter Alkoholikern solche exzessiven Trinker versteht, deren Alkoholabhängigkeit einen Grad erreicht hat, daß deutliche geistige Störungen oder Konflikte in ihrer körperlichen und geistigen Gesundheit, in ihren menschlichen Beziehungen, in ihren sozialen und wirtschaftlichen Funktionen auftreten. Die Übergänge zwischen Mißbrauch und Sucht sind dabei fließend.

Der durch chronischen Alkoholgenuß Kranke ist erkenntlich an Neurosen, Psychosen, Delirien, Korsakow-Psychosen (Psychosen mit hochgradiger Merk- und Gedächtnisschwäche, verbunden mit stumpf-euphorischer oder ängstlicher Stimmung) und Demenzen als Folge einer Hirnatrophie. Die höchste Form der Vergiftung, das Alkoholdelirium, ist eine lebensgefährliche Erkrankung mit Bewußtseinsstörungen, Angst, Erregung, Desorientiertheit und optischen Sinnestäuschungen (den berühmten »weißen Mäusen« z. B.). Da auch vegetative Symptome wie Zittern der Hände und Arme (Tremor) auftreten, spricht man vom Delirium tremens. Chronischer Alkoholgenuß führt überdies zu Erkrankungen von Herz, Niere, Bauchspeicheldrüse und blutdruckregulierendem System. Sehr häufig sind alkoholbedingte Leber- und Hirnschädigungen anzutreffen sowie degenerative Veränderungen am peripheren Nervensystem. So schätzt man in einigen Ländern, daß die Hälfte aller Leberzirrhosen alkoholbedingt sind. Vor allem durch die Hirnschädigungen verfällt die Persönlichkeit des Alkoholikers in geradezu katastrophaler Weise, zum großen Teil irreversibel. Sein Lebensziel ist es, an Alkohol zu kommen, und sei es in Form alkoholischer Reinigungsmittel. Verständlich, daß die Selbstmordrate bei Alkoholikern zehnmal höher liegt als im Durchschnitt.

Ein besonderes Problem ist die Auswirkung des Alkohols auf die Nachkommenschaft. Schon die alten Römer waren von den üblen Folgen des Alkoholgenusses auf ihre Nachkommen überzeugt. In ihrer Mythologie erklärten sie die unförmige Gestalt des klumpfüßigen Vulcanus damit, daß ihn Zeus im Rausch gezeugt habe. Platon vermutete, daß eine Zeugung im Rausch zu schwachsinnigen, epileptischen und kränklichen Kindern führe. Dem ist nicht so, wie wir heute wissen. In diesem Falle ist es die alkoholtrinkende Frau und werdende Mutter, die den Embryo schädigt. Von amerikanischen Forschern wurde ermittelt, daß bereits leichter bis mittlerer Alkoholgenuß zu 30 bis 50 % den Fruchttod oder schwere Organmißbildungen beim Feten bewirken kann. Man kennt heute das klinisch recht typische Alkoholsyndrom bei Kindern: frühzeitige Wachstumsstörungen, Zurückbleiben in der geistigen Entwicklung, Anomalien im Kopf- und Gesichtsbereich, Defekte der Extremitäten sowie Mißbildungen an Herz und Genitalien. Man ist heute sicher, daß der Alkohol selbst, der die Plazenta frei passieren kann, für die Schäden im Kind verantwortlich ist und nicht etwa der mit dem Alkoholgenuß in ursächlichem Zusammenhang stehende schlechte Zustand der werdenden Mutter. Als mißbildende Substanz wird das primäre Abbauprodukt des Ethanols, der Acetaldehyd, diskutiert.

Der Alkoholismus ist nicht mit einigen Worten zu erklären; denn bei dem Geschehen im Körper und beim Abhängigwerden greifen biochemische und neurophysiologische Mechanismen in vielfältiger Weise ineinander. Es wird als wahrscheinlich betrachtet, daß es eine genetisch bedingte Stoffwechselanomalie gibt, die zur Alkoholabhängigkeit disponiert. Dies haben unter anderem Ergebnisse von Zwillingsuntersuchungen und Tierversuche gezeigt.

Auch der Alkoholabbau unterliegt der genetischen Kontrolle. So ist die Abbaurate bei Indianern wesentlich geringer als bei weißen Amerikanern.

Gewöhnung, Abhängigkeit und Entzug weisen erstaunliche Ähnlichkeiten mit der Abhängigkeit von den stärksten suchterzeugenden Substanzen, den Morphinalkaloiden, auf. Daraus schlußfolgerte man, daß bei akuten oder chronischen Alkoholvergiftungen im menschlichen Organismus morphinähnliche Alkaloide entstehen, die zu dieser starken Abhängigkeit führen. Die chemischen Aspekte können wir hier nur in den Grundzügen darstellen. Der Abbau des vorwiegend über Magen und Darm aufgenommenen Ethylalkohols erfolgt wie bei allen Fremdstoffen in der Leber, und zwar unter Mitwirkung von Dehydrogenasen zu Acetaldehyd und schließlich zur Essigsäure (Abb. 36). Bereits hier setzen Schädigungen ein; denn der gebildete Acetaldehyd bewirkt in weitaus stärkerem Maße als Ethanol selbst unter anderem Chromosomenschäden und eine Hemmung der Testosteronbildung. Der Acetaldehyd reichert sich an, da er den Katalysator der Oxydation zu Essigsäure, die Aldehyddehydrogenase, hemmt. Das ist jedoch nicht alles. Der chemisch reaktive Acetaldehyd kann mit endogenen (körpereigenen) Stoffen im Organimus Folgereaktionen eingehen. So kann er nach dem Mechanismus der Mannich-Reaktion mit den Catecholaminen (Dopamin, Noradrenalin und Adrenalin) sowie biogenen Aminen des Tryptophanstoffwechsels reagieren, wobei einfache Tetrahydroisochinolinderivate entstehen. Man kennt diese Reaktion recht gut aus dem chemischen Laboratorium, wo sie unter sehr milden Bedingungen zur Herstellung verschiedener Alkaloide dient. Diese Vermutung der Aldehydfolgereaktionen im Organismus hat man experimentell bestätigt, indem man eine Kuh als Versuchsobjekt wählte und nach Inkubation mit einer bestimmten Acetaldehydmenge die an Catecholaminen reichen Nebennieren untersuchte. Man fand – wie erwartet – Tetrahydroisochinoline.

Adrenalin und Noradrenalin sind wichtige Neurotransmitter im vegetativen Nervensystem. Sie werden an den sympathischen Nervenendigungen gespeichert und bei Erregung des Nervs freige-

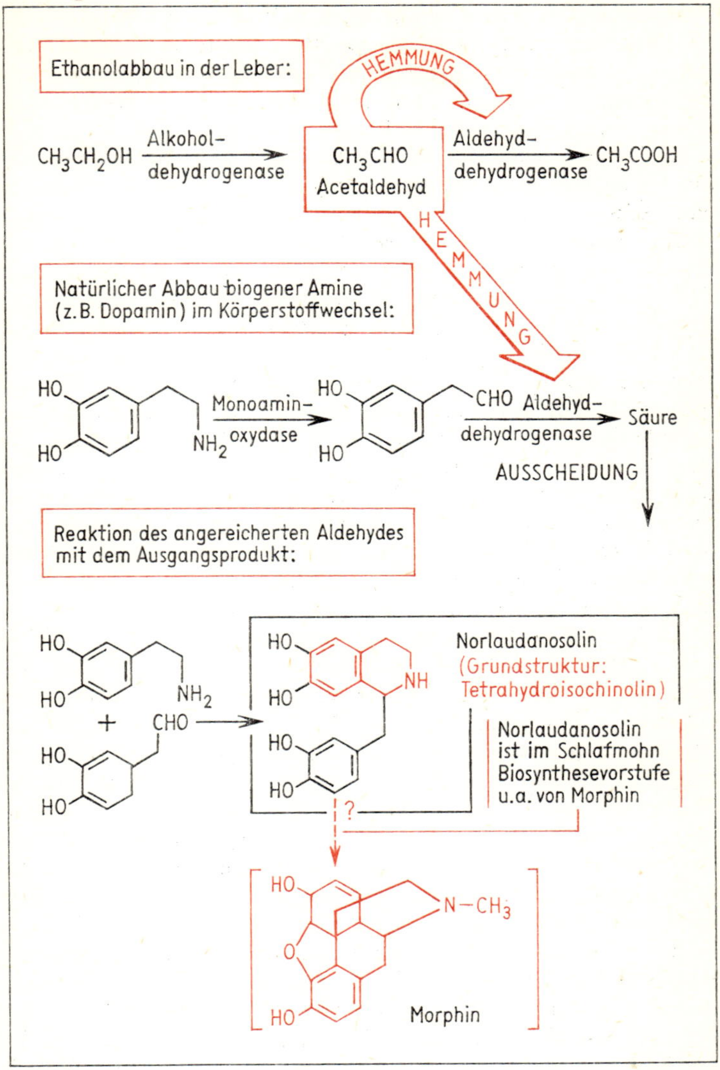


Abb. 36 Der Abbau von Alkohol in der Leber kann zu Eingriffen in das System der Neurotransmission (Nervenreizleitung) führen.

setzt, um von dort zum Erfolgsorgan, z. B. zur glatten Muskulatur, zu diffundieren. Das Funktionieren des vegetativen Nervensystems wird also durch ein abgestimmtes Gleichgewicht zwischen den Neuroaminen gesichert. Ist das Gleichgewicht aus diesem oder jenem Grunde nicht gewahrt, kommt es zu Störungen.

Es ist nun sehr leicht vorstellbar, daß eine Alkaloidbildung durch Reaktion des Acetaldehyds mit körpereigenen Neuroaminen einen gravierenden Eingriff in dieses Gleichgewicht darstellt – einmal durch den Entzug dieser Amine aus dem System und die Störung des gesamten Systems der Biosynthese und des Abbaus der Neuroamine, zum anderen dadurch, daß die entstehenden Tetrahydroisochinoline von naher struktureller Verwandtschaft sind und nun ihrerseits in das vegetative sympathische Nervenregulierungssystem eingreifen. Dabei sind verstärkende Wirkungen der Transmitterfunktion der Neuroamine ebenso möglich wie hemmende; eine Verdrängung der tatsächlichen Transmitter von ihren Speicher- oder Wirkorten kann mit dem Ergebnis von Funktionsausfällen oder -einschränkungen erfolgen. Diese gesamten Störungen vermutet man nun als eigentliche molekulare Ursachen der beschriebenen Alkoholwirkungen und der Entwicklung zur Alkoholabhängigkeit. Interessant ist eine Erscheinung, die diese These auch sichtbar unterstützt, nämlich daß Tetrahydroisochinoline den narkotischen Effekt des Alkohols potenzieren.

Wir möchten nun auf die eingangs angedeutete Möglichkeit des Mitwirkens morphinähnlicher Strukturen bei der Suchtentstehung eingehen, wobei jedoch hervorgehoben werden muß, daß dies Arbeitshypothesen der Biochemiker sind, die experimentell noch nicht endgültig bewiesen sind. Ausgangspunkt der Überlegungen ist der Ablauf des natürlichen Abbaus der Catecholamine. Sie werden im ersten Schritt durch Monoaminoxydase in den korrespondierenden Phenylacetaldehyd umgewandelt, die im zweiten Schritt erfolgende Oxydation zur Säure und letztlich die Ausscheidung wird wiederum durch den Einfluß des Acetaldehyds auf die Aldehyddehydrogenase gehemmt. Das bedeutet, es können sich im Organismus vorübergehend Phenylacetaldehyde anreichern. Diese wiederum sind fähig, nach der schon vom Acetaldehyd bekannten Mannich-Reaktion mit den Aminen, aus denen sie stammen, zu kondensieren, wobei man im Falle des Dopamins zum Benzyltetrahydroisochinolin oder Norlaudanosolin gelangt. Dieses wiederum ist bekannt als Vorstufe der Biosynthese des Morphins in der Mohnpflanze. Stimmt diese Theorie, hätten wir es beim Alkoholismus mit einem indirekten Morphinismus zu tun, und viele Erscheinungen (komplizierte Entwöhnung) wären erklärbar.

Zahlreiche tierexperimentelle Befunde wurden schon publiziert, und noch ist man emsig bei der Arbeit. Die grundsätzlichen Schwierigkeiten bestehen vor allem in der Analytik der äußerst geringen Mengen an Metaboliten. Um nur ein eindrucksvolles Experiment zu erwähnen, soll darauf hingewiesen werden, daß direkt ins Rattenhirn gespritztes Norlaudanosolin bei gleichzeitiger Wahlmöglichkeit zwischen alkoholischen und nichtalkoholischen Getränken bei Ratten sehr rasch Alkoholsucht erzeugt.

Ein anderer zu beachtender Aspekt des Alkoholkonsums sind die Kombinationswirkungen. So ist Alkohol in der Lage, die Wirkung bestimmter Arzneimittel zu verstärken, die anderer abzuschwächen. Daneben können sogar völlig neue Wirkungen in Erscheinung treten. Ein sehr bekanntes Beispiel ist der Kalkstickstoffdünger (Calciumcyanamid). Bei Beschäftigten in der Landwirtschaft, die mit diesem Düngemittel Umgang haben, kommt es schon nach dem Genuß einer einzigen Flasche Bier zu außerordentlich starker Hautrötung, Hitzegefühl, starkem Kopfschmerz, intensivem Unwohlsein, Herzklopfen, Blutdruckabfall usw. Auch andere Stoffe, Disulfiram, Schwefelkohlenstoff und der Speisepilz Faltentintling, können mit Alkohol eine solche Wirkung entfalten.

Das Bier gilt ebenso wie der Tee als »klassisches« Getränk. Das vermutlich älteste Dokument ist das in Stein gehauene »Monument bleu« aus dem alten Sumer, das im Louvre zu Paris zu sehen ist. Die Darstellung zeigt das Enthülsen des Emmers, einer Weizenart, zum Zwecke der Bierbereitung als Opfergabe für die Göttin Nin-Harra. Welche Bedeutung man dem Bier beimaß, ist wohl daraus ablesbar, daß Bierbrauer vom Kriegsdienst freigestellt wurden, ein seltenes Privileg.

Auch der bedeutendste Herrscher des babylonischen Reiches, Hammurapi (2067–2025 v. u. Z.), versäumte es nicht, in seiner in Stein gemeißelten 360 Paragraphen umfassenden Gesetzessammlung das Bierbrauen und das Schankwesen zu reglementieren. Pantscher wurden z. B. in ihren eigenen Fässern ertränkt; Qualität und Preis waren genau festgelegt.

Natürlich war das Bier auch im alten Ägypten bekannt. Plastische Darstellungen aus der Zeit um 2500 v. u. Z. zeigen das Kneten der Maische zur Bierbereitung. Aus altägyptischen Papyrusrollen weiß man, daß eine Königin täglich zwei Krüge Bier erhielt, eine Prinzessin einen Krug und Offiziere zwei Krüge.

Von Ägypten breitete sich die Kunst des Brauens durch Handel und Kriege nach Westafrika (Abessinien), Arabien, Griechenland, schließlich über ganz Europa aus. Auch der Met der Germanen war ein Bier, das mit Honig versetzt wurde.

Die alten Griechen und Römer waren allerdings mehr dem Wein zugetan, und die hochprozentigen Branntweine und Liköre werden erst seit dem Spätmittelalter gebrannt.

Zu besprechen ist in diesem Kapitel nur der Ethylalkohol als Genußgift. Andere Alkohole sind von unterschiedlicher Giftigkeit, hochgiftig ist Methanol. Dieses wird im menschlichen Organismus nur teilweise zu Formaldehyd und weiter zu Ameisensäure oxydiert. Durch den Formaldehyd wird körpereigenes Eiweiß denaturiert, die Oxydationsvorgänge im Körper werden blockiert. Die akute Wirkung beruht auf einer Acidose durch den übermäßigen Ameisensäurestau.

Da die Netzhaut des Auges einen besonders hohen Sauerstoffverbrauch hat, ist sie bei einer Methanolvergiftung auch besonders betroffen, am Ende steht die völlige Erblindung. Anfangssymptome sind Schwindel, Kopfschmerzen, Rausch, Augenschmerzen und verschwommenes Sehen. 30 bis 100 ml führen durch allgemeine Stoffwechselstörungen infolge Acidose zum Tode. Zu beachten ist heute, daß viele Haushaltreinigungsmittel mit Methanol versetzt sind.

Zahlreiche Naturstoffe enthalten Methanol etherisch gebunden als Methoxygruppe. Die enzymatische Freisetzung im Organismus ist wegen der geringen Konzentrationen belanglos. Allerdings kann das Methanol bei der Selbstherstellung von Obstschnäpsen gefährliche Konzentrationsbereiche erreichen. Besonders in Nachkriegsjahren und in Ländern mit Prohibition sind immer wieder Methanolvergiftungen aufgetreten.

Auch mehrwertige Alkohole können spezielle Giftwirkungen entfalten. Ethylenglycol wird im Körper in zwei Stufen zur Oxalsäure oxydiert, die mit den körpereigenen $Ca^{++}$-Ionen schwerlösliches Oxalat bildet, das die Nierenkanälchen blockiert. Glycerol kann bei Aufnahme größerer Mengen schwere Hämolyse verursachen.

Wir konnten uns hier nur mit toxischen Wirkungen des Ethanols selbst beschäftigen und können nur darauf verweisen, daß die alkoholischen Getränke ja auch noch andere Inhaltsstoffe – wenn auch in geringen Mengen – aufweisen. Weine enthalten unter anderem biogene Amine wie Tyramin und Histamin (das man für das Auftreten von Kopfschmerzen verantwortlich macht) und andere Amine. Auch $\gamma$-Butyrolacton, Phenylalkohol, verschiedene Ester und Acetaldehyd sind in Rot- und Weißweinen enthalten. Inhaltsstoffe wie Tyrosolol (p-Hydroxyphenylethanol) und Tryptophol (Indolethanol) sind toxikologisch noch nicht untersucht. Die in nahezu allen alkoholischen Getränken enthaltenen höheren Alkohole (»Fuselöle«) zeigten im Tierversuch starke lebertoxische Wirkung und einen cancerogenen Effekt. Die Amylalkohole (Pentanole) schädigen bei chronischer Zufuhr schon in geringen Mengen das Nervensystem (Erregung, Farbhalluzinationen, Taubheit).

## *Einige merkwürdige Genüsse*

Ein in Europa weniger bekanntes, bei einigen Völkern Südasiens aber sehr verbreitetes Genußgift ist Betel. Unter verschiedensten Namen war dieses Genußgift schon vor unserer Zeitrechnung bekannt; so beschreibt es Theophrast im Jahre 340 v. u. Z. Noch heute soll es von über 250 Millionen Menschen genossen werden. Man kennt Betel auf einem Gebiet von etwa 10 Millionen Quadratkilometern von der afrikanischen Ostküste bis Neuguinea, wobei Zentrum der Droge seit jeher Südindien von Sri Lanka bis zur Küste von Malabar war. Betel wurde und wird auch in den anderen Teilen Südasiens seit jeher geschätzt. In einigen Gebieten spielt Betel eine derart bedeutende Rolle, daß man die Entfernung zum nächsten Ort in »Priemlängen« angibt. Betelkauen gilt mancherorts bis heute als Zeichen des Reichtums, und Ausbuchtungen der Wangen durch den Priem, Kalkringe auf den schwarzen Zähnen und reichlicher Fluß von rotem Speichel schaffen Ansehen.

Auf den Philippinen gar erhören die jungen Tagalenmädchen nur die Heiratsanträge der Bewerber, die ihre Leidenschaft dadurch unter Beweis stellen, daß sie ihren Angebeteten den Betelpriem mit einem Zungenschlag aus dem Mund holen.

Der Lieferant dieser Droge ist ein Palmengewächs, die bis zu 20 m hoch werdende Betelnußpalme *(Areca catechu)*. Sie liefert als Samenkerne die etwa hühnereigroßen Betel- oder Areca-Nüsse. Scheiben oder Stücke davon werden, mit Kalk bestäubt und in das Blatt des Betelpfeffers *(Piper betle)* gewickelt, als Priem gekaut. Die Betelnüsse enthalten als Hauptalkaloid den Wirkstoff Arecolin, der in der Veterinärmedizin als Wurmmittel bekannt ist, sowie die Arecaalkaloide Arecaidin und Guracolin, denen ein teilweise hydrierter Pyridinring (Tetrahydronicotinsäurederivate) gemeinsam ist. Sie sind in der Pflanze an Gerbsäure (Tannin) gebunden. Die physiologische Wirkung kommt allein dem Hauptalkaloid zu, chemisch ein N-Methyl-tetrahydronicotinsäuredimethylester (Abb. 37). Erstmalig wurden diese Alkaloide 1888 von Jahns beschrieben. Arecolin wirkt pharmakologisch als Parasympathikomimetikum und ähnelt dabei dem Acetylcholin. Auf die Dauer treten Appetitlosigkeit, Verdauungsstörungen und bleibende Schwäche des gesamten Organismus auf. Das Tannin führt zudem zu Entzündungen des Zahnfleisches und mitunter zur Ablösung der Schleimhaut. Auf die möglicherweise cancerogene Wirkung wurde bereits hingewiesen (S. 106).

Weit länger als der Kaffee sind in Arabien und Ostafrika die frischen Blätter und Knospen eines Strauches aus der Familie der Celastraceen bekannt, *Catha edulis* oder Kat. Wirkungen sind Euphorie, Erregung, Vertreibung von Hungergefühl und Müdigkeit. Die alten Somalikrieger sollen auf ihren Kriegszügen oft nur von Kat gelebt haben. Der chronisch Vergiftete wird nervös, magert ab und wird sehr krankheitsanfällig, wenn ihm die Droge entzogen wird. Kat hat auch eine recht unliebsame Eigenschaft. Es wirkt stark anaphrodisiakisch, so daß es im Jemen viele Frauen ablehnen, Männer zu heiraten, die Katkauer sind. Die Wirkstoffe sind wieder alkaloidischer Natur: Cathin (etwa 1,5 g/kg), Cathinin und Cathidin. Das 1901 von Beitter entdeckte Cathin wurde später von Wolfes als d-Nor-isoephedrin charakterisiert (Abb. 37). Damit stellt es ein Nebenalkaloid des linksdrehenden Ephedrins dar, das unter anderem in *Ephedra vulgaris* enthalten ist, die in China seit jeher als Zauber- und Heilpflanze gilt. Neueste Untersuchungen geben an, daß nicht Cathin Hauptinhaltsstoff ist, sondern Cathinon ($\alpha$-Aminopropiophenon). Ferner wurden mehr als 40 Alkaloide sehr komplexer Natur, die sogenannten Catheduline (Polyester mit Sesquiterpenskelett und verschiedenen Substituenten), isoliert.

Eine gewisse Rolle in der Geschichte der Genußgifte spielt auch der Kampfer (Abb. 37), der in früheren Zeiten eine bevorzugte Handelsware darstellte und oftmals als Tribut von besiegten Völkern verlangt wurde. Bei der Überreichung von Beglaubigungsschreiben und anderen Anlässen wurde Kampfer als Geschenk übergeben. So sandte der chinesische Kaiser im Jahre 1345 eine Kassette mit Kampfer an Papst Benedikt VII. Im 12. Jahrhundert empfahl die Äbtissin Hildegard von Ruprechtsburg ihren Nonnen, Kampfer zu nehmen, um dem Gottesdienst aufmerksamer folgen zu können.

Lange Zeit glaubte man, daß er nicht nur den Geist anrege, sondern auch die Cholera vertreibe, und noch Ende des 19. Jahrhunderts sah der Chemiker Francois-Vincent Raspail im Kampfer das ersehnte Allheilmittel.

Gewonnen wird Kampfer, ein Keton aus der Gruppe der Monoterpene, durch Wasserdampfdestillation von Spänen des ostasiati-

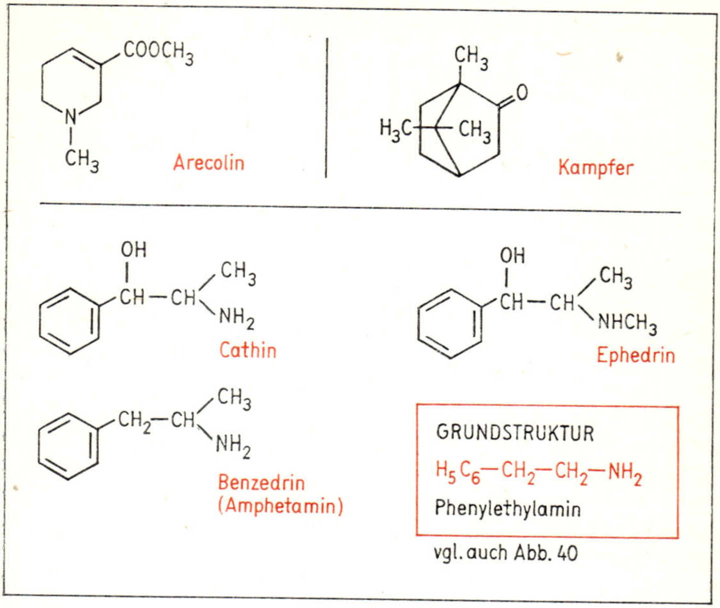


Abb. 37 Wirkstoffe einiger exotischer Genußmittel

schen Kampferbaumes *(Cinnamomum camphora)*. Auch in den ätherischen Ölen anderer Pflanzen (wie Salbei, Baldrian, Pfefferminze) ist er in geringen Mengen enthalten.

Die Kampfersucht grassierte vor allem in England, in der Slowakei und unter den USA-Emigranten aus Mitteleuropa. Die üblichen Dosen, aufgenommen in Milch, Alkohol oder in Pillenform, lagen zwischen 0,5 und 3 g. Lewin beschreibt, daß der Kampferrausch eine intellektuelle Stimulation und ein angenehmes Wärmegefühl der Haut bewirke, etwa eineinhalb Stunden anhaltend. Bei höheren Dosen komme es zu ausgeprägtem Bewegungsdrang und zu einem »Orkan von Gedanken«, der zu jeglicher geistiger Arbeit unfähig mache; vorübergehend träten Gedächtnisstörungen und Verlust des Orientierungssinnes auf.

In der Medizin wird Kampfer noch heute als Herzanregungsmittel sowie äußerlich in Einreibungen angewendet.

## *Der Urvater der synthetischen Weckamine – Pflanzenstoffe als Synthesemodelle*

In den dreißiger Jahren unseres Jahrhunderts führten die Bemühungen der Chemiker, es der Natur gleichzutun, zu ersten Erfolgen in der synthetischen Darstellung von Anregungs- und »Aufputsch«mitteln. Angeregt wurden diese Arbeiten vor allem durch die Untersuchungen des Alkaloids der »chinesischen Zauberpflanze« *Ephedra vulgaris*, 1-Phenyl-2-methylamino-propan-1-ol. Das erste dieser Amphetamine war das von Barger und Dale dargestellte Benzedrin (Phenyl-1-amino-2-propan), das in den dreißiger Jahren in den USA intensiv erforscht wurde (Abb. 37). Bald wurden die unterschiedlichsten Strukturvarianten unter den verschiedensten Namen in ganz Europa hergestellt. In Deutschland speziell wurde Ende der dreißiger Jahre besonders das Methylamphetamin (Pervitin) untersucht. Der zweite Weltkrieg hat zur Verbreitung der Weckamine beigetragen. Besonders die englischen und amerikanischen Flieger sollen Unmengen an Benzedrin geschluckt haben. Nach dem Krieg griffen die unterschiedlichsten Leute nach Weckaminen, Sportler, Studenten, Fernfahrer. Da Weckamine zur Abhängigkeit führen können, liegen sie im Grenzgebiet der Rauschgifte. Dabei beobachtete man mitunter Gewöhnung, die zu halluzinatorischen Delirien, psychomotorischer Erregung und Appetitlosigkeit führte. Japanische Forscher meinten in den fünfziger Jahren, daß durch Amphetamingebrauch die Aggressivität gesteigert würde. Sie leiteten dies unter anderem daraus ab, daß von sechzig in den Monaten Mai und Juni 1954 in Tokio verhafteten Mördern 31 Stimulantia benutzten.

Die pharmakologische Wirkung dieser Phenylalkylaminderivate besteht in der Freisetzung von Noradrenalin aus den adrenergen Nervenendigungen. Dabei kommt es zur Erhöhung der Aktivität des Zentralnervensystems, die sich in einer Steigerung der motorischen und psychischen Reaktivität sowie in einer Verbesserung assoziativer und anderer intellektueller Leistungen äußert. Bei Überdosierung können selektive Aktivierungen von nervalen Teilprozessen auftreten, die Störungen der psychischen Funktionen oder sogar Störungen der Wahrnehmung, Empfindung und Affektivität auslösen.

# Pflanzliche Rauschgifte

## *Vom mexikanischen Zauberpilz bis zum LSD*

Eine spezielle Gruppe unter den Giften sind die Rauschgifte. Besser ist es wohl, von Rauschdrogen zu sprechen, da die Stoffe in den angewendeten Dosierungen meist nur einen reversiblen Rauschzustand auslösen und nur Überdosierungen und chronische Aufnahme eigentlich toxische Wirkungen zeigen. Dies ist aber von Droge zu Droge verschieden; so haben wir schon unter den Nachtschattengewächsen einige Pflanzen mit berauschenden Inhaltsstoffen kennengelernt, wobei jedoch die toxischen Wirkungen bzw. Nebenwirkungen die bemerkenswerteren sind. Oft ist es nicht einfach, eine eindeutige Zuordnung zu treffen. Bei den Mutterkornalkaloiden haben wir die verheerende »Brandseuche« vergangener Jahrhunderte erwähnt, andererseits wurden die enthaltenen Indolalkaloide zur »Muttersubstanz« des gefährlichen LSD. In den sozialistischen Staaten spielen Rauschgifte keine Rolle, wir wollen daher nur kurz auf die wesentlichen klassischen Rauchgifte hinweisen, die kulturgeschichtlich bzw. in der westlichen Welt von Bedeutung sind. Bestimmte Verbindungen werden in der Psychiatrie genutzt.

Stoffe, die die Psyche des Menschen in dieser oder jener Weise beeinflussen, werden unter der Bezeichnung »psychotrope Stoffe« zusammengefaßt. Zwei wesentliche Gruppen dieser Verbindungen sind die sogenannten Euphorika und die Halluzinogene, die fast ausschließlich aus dem Pflanzenreich stammen. Oft haben die psychotropen Stoffe ein recht ähnliches Wirkungsspektrum, so daß man sie nach den überwiegenden Symptomen der einen oder anderen Gruppe zuordnen muß.

Wenden wir uns zunächst einmal den Halluzinogenen (Stoffen,

die beim Menschen tiefgreifende Sinnes- und Befindlichkeitsänderungen hervorrufen) zu, unter denen die mexikanischen Rauschdrogen immer etwas »Geheimnisumwittertes« darstellen. Eine alte mexikanische »Zauberdroge« sind die von den Azteken als Ololiuqui bezeichneten Samen der Winde *Rivea corymbosa*, die z. T. noch heute von den Zapoteken für magische Handlungen gebraucht werden. In ähnlicher Weise werden auch die Samen einer anderen Windenart, *Ipomoea violacea*, verwendet. Der Hauptwirkstoff dieser Drogen ist – neben anderen Lysergsäurederivaten – das d-Lysergsäureamid (Ergin, Abb. 38). Hernandez, der einstige Leibarzt des Königs von Spanien, beschreibt die Wirkung des Ololiuqui. »Pulverisiert oder als Abkochung . . . wirkt es als Aphrodisiakum . . . Früher, wenn die Priester mit ihren Göttern sprechen wollten und von ihnen Botschaften wünschten, aßen sie diese Pflanze, um ein Delirium zu erzeugen. Tausende von Visionen und satanischen Halluzinationen zeigten sich ihnen.«

Wir hatten Lysergsäurederivate schon beim Mutterkornpilz kennengelernt. L-Lysergsäure ist die Grundstruktur der Mutterkornalkaloide. Im Jahre 1943 wurde vom Schweizer Chemiker Albert Hofmann ein Derivat dieser Säure, das Diethylamid, unter der Laborkennzeichnung $LSD_{25}$ synthetisiert (Abb. 38) und seine verheerende Wirkung durch Zufall bemerkt. Man fand, daß bereits geringe Mengen von 20 bis 50 $\mu g$ schwerwiegende psychische Störungen wie Halluzinationen, Farbvisionen und Rauschzustände hervorrufen, wobei schlummernde Anlagen einer Schizophrenie zum Ausbruch kommen können. Viele namhafte Forscher sehen das LSD als das gefährlichste psychoaktive Rauschgift an, da es auch zu erblich fixierten Schäden führen kann (Hofmann konnte im übrigen auch zeigen, daß Ololiuqui Lysergsäurederivate enthält). Bei dem im Mikrogrammbereich wirkenden Stoff sind für den Süchtigen Überdosierungen sehr leicht möglich; statt einer »Reise ins Paradies« wird eine Hölle erlebt (sogenannte Horror-Trips); oft führt die Überdosis auch zum Tode. LSD wie alle Halluzinogene greift in die normalen Abläufe der Neurotransmission bzw. der Neurotransmitter ein, wir kommen darauf noch zurück.

Nicht nur die eigentliche Überdosis kann zur Todesursache werden, sondern auch die grenzenlose Selbstüberschätzung durch den Rauschzustand. Es ist bekannt, daß sich LSD-Berauschte Autos und Zügen in den Weg gestellt haben in dem Wahn, diese aufhalten zu können; andere stürzten sich im festen Glauben, fliegen zu können, aus dem Fenster. Doch zurück ins alte Mexiko.

Ein uralter Kult, der Teonanacatl-Kult, existiert in Mittel-

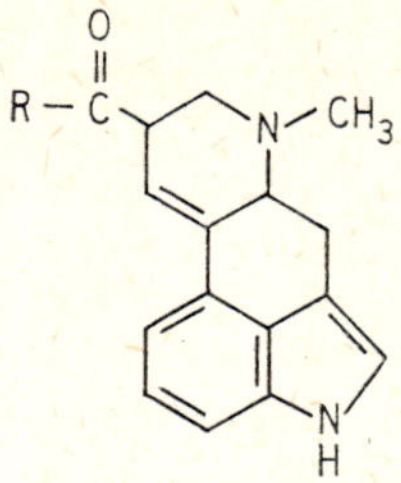

Lysergsäurederivate
(vgl. Indolalkaloide, Abb. 28)

R = OH: Lysergsäure

R = $NH_2$: Lysergsäureamid (Ergin) aus Ololiuqui, den Samen der mexikanischen Winde Rivea corymbosa

R = $N(C_2H_5)$:
Lysergsäurediethylamid, das berüchtigte LSD

R =

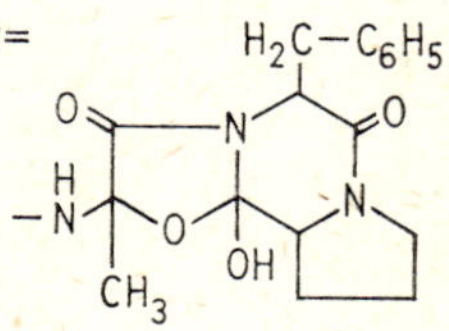

Ergotamin, wichtigster Vertreter der Mutterkornalkaloide

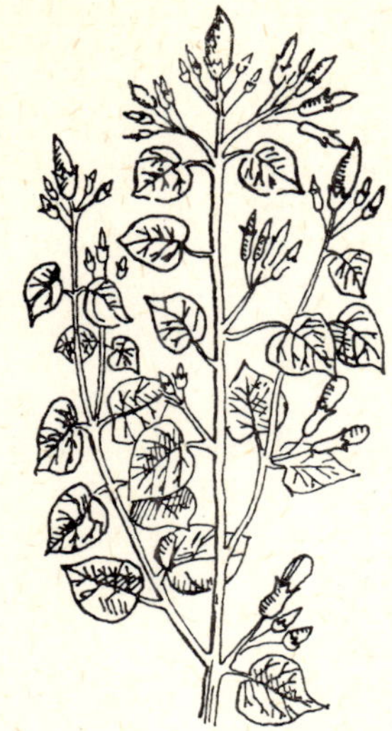

Älteste Darstellung der Winde

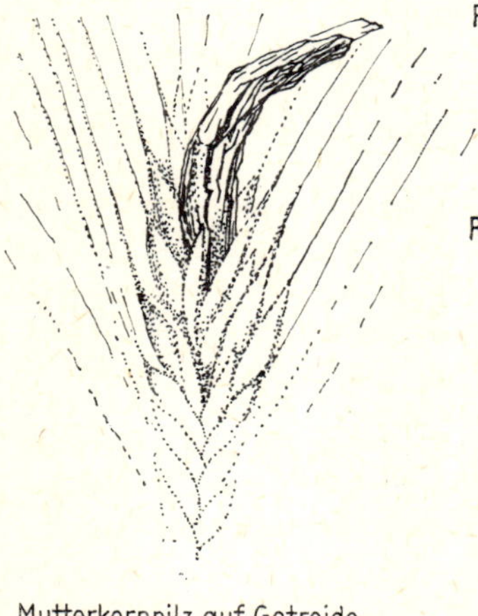

Mutterkornpilz auf Getreide

Abb. 38 Lysergsäure und ihre wichtigsten Derivate

amerika um den »Göttlichen Pilz« *(Psilocybe mexicana)*, den Produzenten einer alten aztekischen Rauschdroge. Aufgefundenen steinernen Pilzplastiken wird ein Alter von mehr als 3 000 Jahren zugeschrieben. Hauptwirkstoffe sind Tryptaminderivate, sehr interessant das Psilocybin, das erste in der Natur bekannte 4-Hydroxytryptaminderivat und gleichzeitig die erste natürliche phosphorylierte Indolverbindung. Enthalten ist weiterhin das dephosphorylierte Produkt Psilocin (Abb. 39). Diese Indolderivate sind chemisch nahe verwandt mit dem Bufotenin und Serotonin, nur daß diese die OH-Gruppe in 5-Stellung und nicht in 4-Stellung tragen.

Aus Baumsamen der Gattung *Anadenanthera* wird ein Cohoba genanntes Schnupfpulver gewonnen, mit Inhaltsstoffen wie N,N-Dimethyltryptamin, N-Methyltryptamin, deren 5-Methoxyderivaten sowie Bufotenin (5-Hydroxy-N,N-dimethyltryptamin, Abb. 39).

Eine weitere bekannte mexikanische Rauschdroge entstammt dem dornenlosen und saftigen Peyotl-Kaktus, der zu Ehren des berühmten Toxikologen Lewin zeitweise den Namen *Anhalonium Lewinii* trug, heute aber als *Lophophora williamsii* bezeichnet wird. Das Mittelstück des Kaktus wird, in Scheiben geschnitten und getrocknet, als »Peyotl« gehandelt. Der zu 4 bis 7 % enthaltene Hauptwirkstoff ist das Mescalin (Abb. 40), daneben sind zahlreiche andere phenolische und nichtphenolische Basen gefunden worden, von denen jedoch die meisten nicht psychoaktiv sind. Im Vergleich zu LSD ist es relativ schwach wirksam, man benötigt etwa 400 mg reine Substanz, um einen Rauschzustand herbeizuführen. Dies dürfte allerdings daran liegen, daß es offensichtlich die Blut-Hirn-Schranke schlecht überwindet. Bezogen auf die Gehirnkonzentration, ist Mescalin ein hochwirksames Halluzinogen. Mescalin wurde 1896 durch Heffter isoliert.

Über das Mescalin ist viel geschrieben worden. Sehr bekannt ist unter anderem die Monographie »Der Meskalinrausch« von K. Beringer aus dem Jahre 1927. Zur Illustration der Wirkungen von Halluzinogenen daraus ein kurzes Zitat über das typische Wirkungsbild: »Plötzlich schmilzt am rechten Augenlid ein Tropfen ab und fällt in die bulbuslose Öffnung. Das ganze Augenlid zerschmilzt wie Wachs; schließlich fällt auch die Nasenwurzel ein, und ich sehe einen hell erleuchteten Spalt, der von einem Augenwinkel zum anderen zieht und in mir die Erinnerung an den Einwurf einer Sparbüchse hervorruft. Es erscheint eine neue Figur, Gebilde zwischen Menschen- und Hundekopf, lange Nase, grellrote Nasenspitze, grellrote Lippen. An der Nasenspitze fällt ein

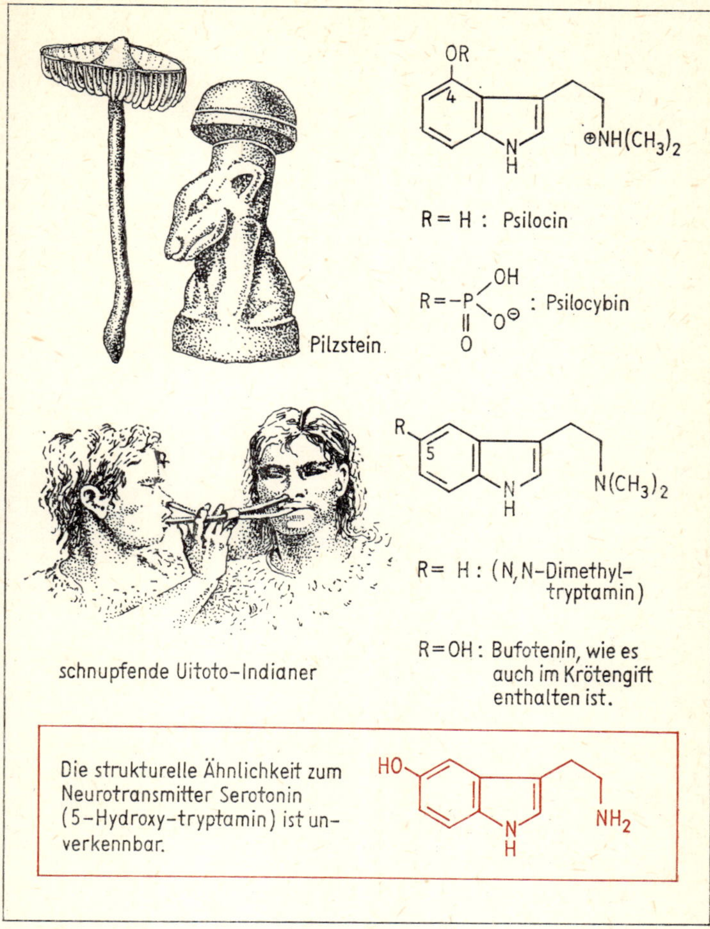


Abb. 39 Die berauschenden Indolylethylamine im »göttlichen Pilz« *Psilocybe mexicana* und im Cahoba-Schnupfpulver aus den Samen von *Piptadenia peregrina* entsprechen in der Grundstruktur dem Neurotransmitter Serotonin.

roter Tropfen ab, es fällt mehr Rot ab, die Nase zerschmilzt innerlich; die Haut des Nasenrückens hängt herunter und schwingt plötzlich fettig glänzend über das rechte Auge auf die Stirne . . .«

In gewisser Beziehung sind die berauschenden Inhaltsstoffe der

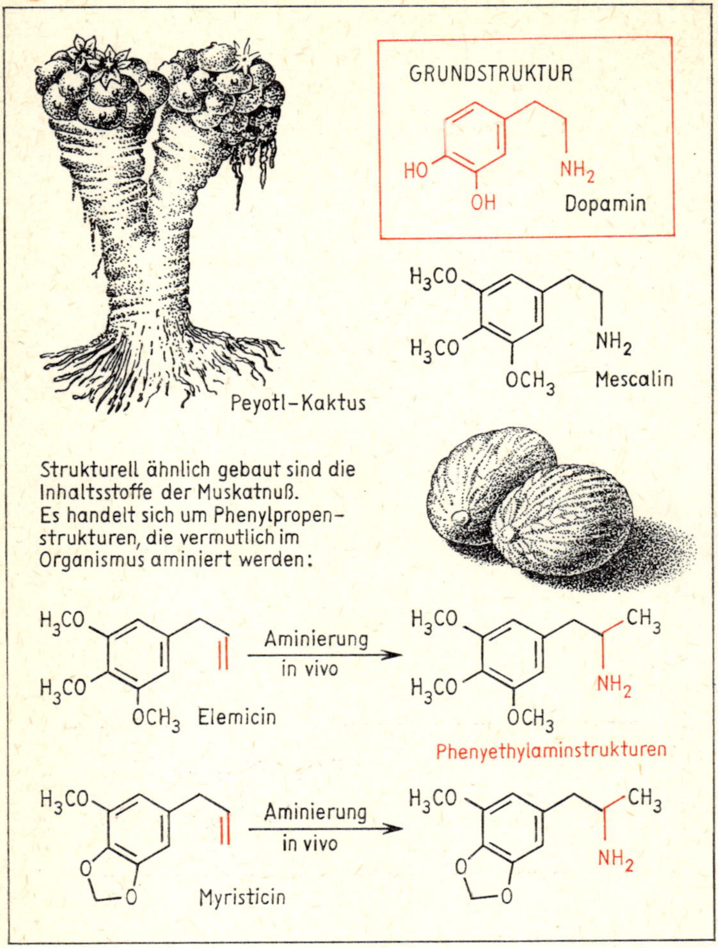


Abb. 40 Das halluzinogene Phenylethylamin Mescalin des Peyotl-Kaktus *(Lophophora williamsii)* entspricht in der Grundstruktur dem Neurotransmitter Dopamin.

Abb. 41 Prinzip der Reizübertragung zwischen zwei Neuronen (Nervenzellen) durch Neurotransmitterstoffe und mögliche Angriffspunkte von Nervengiften

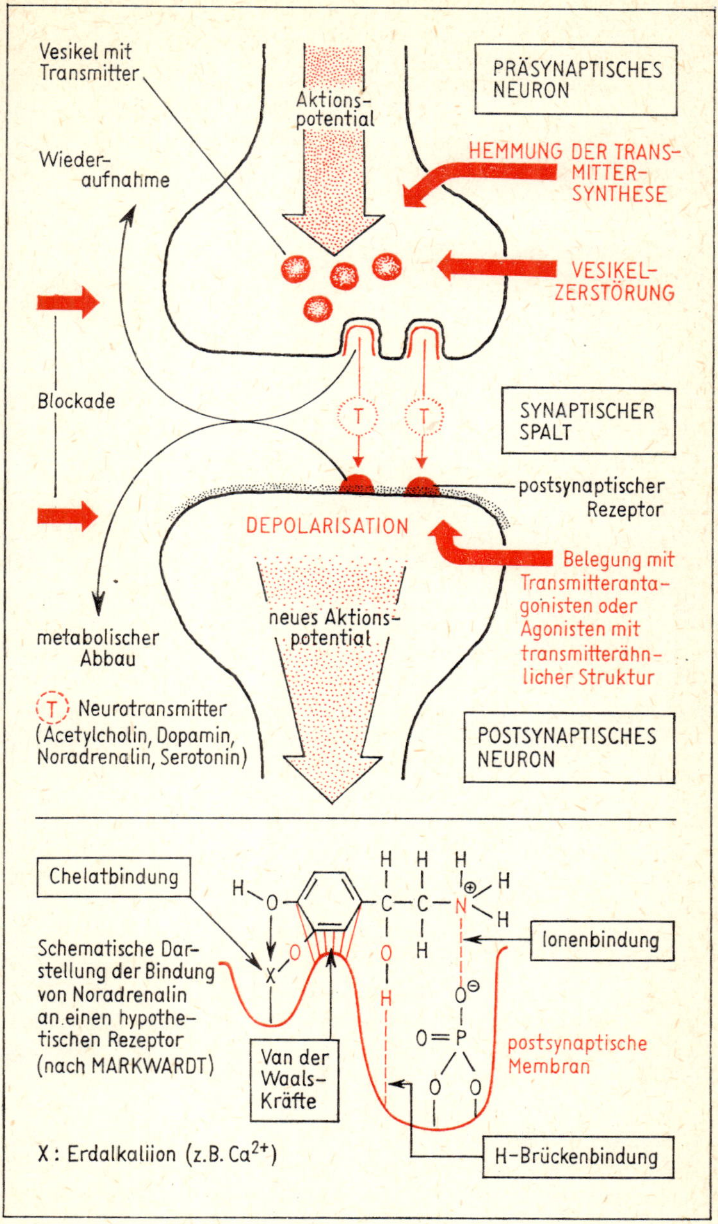
Vesikel mit Transmitter
Aktions-potential
PRÄSYNAPTISCHES NEURON
Wieder-aufnahme
HEMMUNG DER TRANS-MITTER-SYNTHESE
VESIKEL-ZERSTÖRUNG
Blockade
SYNAPTISCHER SPALT
T
T
postsynaptischer Rezeptor
DEPOLARISATION
Belegung mit Transmitteranta-gonisten oder Agonisten mit transmitterähn-licher Struktur
neues Aktions-potential
metabolischer Abbau
T Neurotransmitter (Acetylcholin, Dopamin, Noradrenalin, Serotonin)
POSTSYNAPTISCHES NEURON
Chelatbindung
Ionenbindung
Schematische Darstellung der Bindung von Noradrenalin an einen hypothetischen Rezeptor (nach MARKWARDT)
postsynaptische Membran
Van der Waals-Kräfte
H-Brückenbindung
X: Erdalkaliion (z.B. Ca2+)

Muskatnuß dem Mescalin strukturell ähnlich, jedoch ohne Aminogruppe. Die Muskatnuß *(Myristica fragrans)* war schon 700 v. u. Z. in Indien und Arabien nicht nur als Gewürz, sondern auch als Heilmittel bekannt. Nach dem zweiten Weltkrieg wurde die Muskatnuß vor allem in den USA auch als Rauschgift interessant. Die halluzinogene Wirkung wird dem Myristicin und dem Elemicin zugeschrieben; beide sind Phenylallylkörper. Man diskutiert die Bildung von dem Mescalin ähnlichen Amphetaminen durch Transaminierung im menschlichen Körper (Abb. 40). Die toxischen Nebenwirkungen des Myristicins sind nicht unbedeutend, besonders Kopfschmerz, Mundtrockenheit und allgemeines Krankheitsgefühl. So ist bekannt, daß ein achtjähriger Junge nach dem Genuß von zwei Muskatnüssen verstarb.

Kurz und vereinfacht wollen wir auf das grundlegende Prinzip der Wirkung dieser Halluzinogene eingehen. Dazu müssen wir uns zunächst das Prinzip der Neurotransmission, d. h. die Reizübertragung zwischen zwei Nervenzellen (Neuronen), vorstellen. Das Zentralnervensystem gleicht einer Schaltzentrale, in der eine ungeheure Anzahl von Nervenzellen über Synapsen (Kontaktstellen) »verschaltet« ist, die letztlich die Informationsverarbeitung ermöglichen. In diesen Synapsen wird das ankommende elektrische Signal, das Aktionspotential, in ein chemisches Signal umgewandelt; die Überwindung des etwa 20 nm breiten Spaltes erfolgt durch chemische Stoffe, die Neurotransmitter wie Serotonin, Dopamin, Acetylcholin. Die Neurotransmitterfreisetzung erfordert die Anwesenheit von Calciumionen. Nach der Diffusion durch den synaptischen Spalt treten die Neurotransmitter in Wechselwirkung mit den auf der postsynaptischen Membran lokalisierten spezifischen Rezeptoren. Je nach seiner Natur induziert der Transmitter eine Erregung oder Hemmung mit der Folge eines neuen Aktionspotentials, eines neuen Nervenimpulses im postsynaptischen Neuron (vgl. Abb. 41). Es gilt heute als gesichert, daß Halluzinogene ihre Wechselwirkung mit Neurotransmittern im Zentralnervensystem entfalten, wobei für die Wirkung sowohl das Wie als auch das Wo von außerordentlicher Bedeutung sind.

Ein stark vereinfachtes Schema soll uns die wesentlichen Eingriffspunkte in die Reizübertragung demonstrieren (vgl. Abb. 41).

Zum Teil kann der Transmitterstoff auch selbst mit präsynaptischen Rezeptoren in Wechselwirkung treten und auf diese Weise seine eigene Freisetzung hemmen (Gegenkopplung). Die Entfernung des Transmitters aus dem synaptischen Spalt bzw. von den Rezeptoren nach Vermittlung der Reizleitung erfolgt durch Abbau oder Rückwanderung in das präsynaptische Neuron.

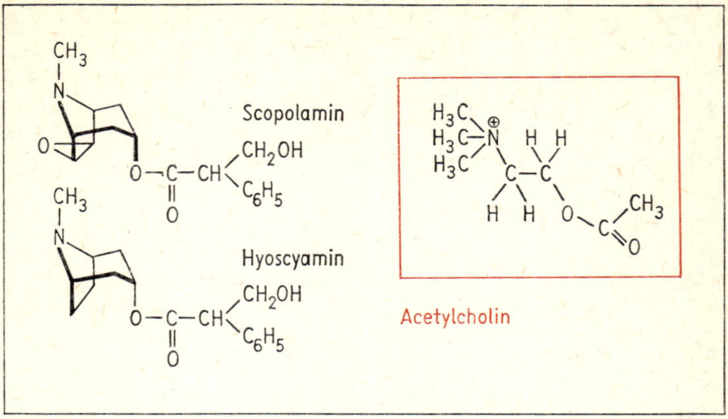


Abb. 42 Die Alkaloide Scopolamin und Hyoscyamin haben strukturelle Ähnlichkeit mit dem Neurotransmitter Acetylcholin.

Von Bedeutung für die Halluzinogene sind mit hoher Wahrscheinlichkeit das Serotonin, Dopamin und Acetylcholin. Betrachtet man die Grundstruktur von Serotonin und Dopamin als die der $\beta$-Arylethylamine, findet man diese u. a. in LSD, Mescalin, Psilocybin und transaminiertem Myristicin wieder. Andere Stoffe mit halluzinogener Wirkung – wir haben Scopolamin und Hyoscyamin bei den Pflanzengiften kennengelernt – ähneln in ihrem strukturellen Bau dem Acetylcholin (Abb. 42). Letztere werden vom Mediziner als Delirantia bezeichnet und unterscheiden sich von den besprochenen Halluzinogenen in ihrer Wirkung. Zum Beispiel führen sie zu einer primären Bewußtseinstrübung; bedrohliche Bilder werden gelassen hingenommen, während normale Bilder Panik auslösen können. Die Erinnerung an Höhepunkte des Rausches fehlt meist. Über den genauen Wirkmechanismus ist noch wenig bekannt. Man weiß nur, daß es sich bei den Wirkstoffen sämtlich um Ester anspruchsvoller araliphatischer Hydroxycarbonsäuren mit in der Regel cyclischen Aminoalkoholen handelt, die starke Acetylcholinantagonisten sind.

Die von uns hier betrachteten Halluzinogene faßt der Mediziner unter den Psychodelica zusammen. Im Gegensatz zu den Delirantia, durch die der Berauschte alle Phänomene »in Wirklichkeit« erlebt, vollziehen sich Rausch und Halluzination hier meist vom Standpunkt des »Beobachters« aus. Heute ist man sich insoweit einig, daß diese Halluzinogene (mit Ausnahme des Haschisch) direkt und spezifisch mit Serotonin- und Dopaminrezeptoren in

Wechselwirkung treten. Sie wirken in bestimmten Teilen des Mittelhirns als Serotonin- und Dopaminagonisten. So gilt es als sicher, daß LSD präsynaptisch (als Agonist) die Freisetzung des inhibitorisch wirkenden Transmitters Serotonin vermindert und dadurch die postsynaptische elektrische Aktivität erhöht. Diese »Entdämpfung« könnte z. B. zu den eindrucksvollen optischen Halluzinationen führen.

Als Opium des armen Mannes wird Haschisch gelegentlich bezeichnet, gewonnen aus Hanf *(Cannabis sativa)*, der in allen Erdteilen verbreitetsten psychotropen Pflanze. Durch Funde ist belegt, daß Hanf bereits 4000 bis 6000 v. u. Z. den Chinesen, Indern und Ägyptern bekannt war; sehr frühzeitig kannte man auch die berauschende Wirkung der harzreichen Blütenstände. Dieses Harz war schon um 500 v. u. Z. bei den Skythen als Rauschmittel sehr begehrt, die die Harzstücke auf glühende Steine legten und den entstehenden Rauch einatmeten. Auch heute wird Haschisch zum überwiegenden Teil durch Rauchen aufgenommen.

Der Gehalt der Pflanze an aktiver Substanz ist sehr stark von den klimatischen Bedingungen abhängig. Die charakteristischen Verbindungen sind die Cannabinole, von denen man dem $\Delta^1$-Tetrahydrocannabinol die rauscherzeugende Wirkung zuschreibt (Abb. 43). Insgesamt sind über dreißig spezielle Inhaltsstoffe bekannt.

Ein Wort noch zu dem Unterschied zwischen Haschisch und Marihuana (nach den spanischen Vornamen Maria und Juana): Haschisch ist das zu Platten gepreßte Harz, während als Marihuana die getrockneten zerkleinerten Blätter vornehmlich weiblicher Pflanzen bezeichnet werden.

Der geschätzte Weltverbrauch an *Cannabis* betrug 1969 etwa 112 822 kg. Von der UN-Commission of Narcotics wird geschätzt, daß 200 bis 300 Millionen Menschen Hanf konsumieren. Im Rausch bleibt das Bewußtsein klar erhalten; Entspannung und leichte Euphorie paaren sich vorwiegend mit optischen Halluzinationen. Visionen in leuchtenden Farben werden beschrieben, Töne werden deutlicher, der Raum scheint sich ins Unendliche auszudehnen, und das Zeitgefühl geht verloren. Bei oraler Aufnahme ist eine sehr langsame Resorption zu beobachten, die Wirkung setzt erst dreißig bis sechzig Minuten nach Aufnahme ein. Beim Haschischberauschten kann es aber auch zu Zuständen der Persönlichkeitsspaltung kommen, in denen er jede Selbstkontrolle verliert und ohne Anlaß gewalttätig wird.

Wenn man es mit dem Opium vergleicht, ist Haschisch relativ wenig toxisch; die tödliche Dosis liegt je nach Tierart bei 800 bis

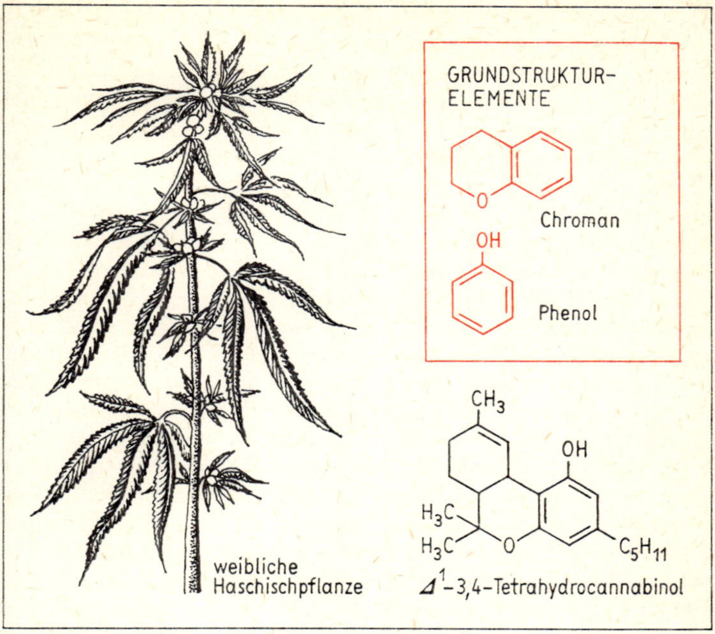


Abb. 43 Haschisch, das Harz des Indischen Hanfes *(Cannabis sativa)* und sein wirksames Prinzip

1 400 mg/kg Tetrahydrocannabinol, was 30 bis 60 g Haschisch entspricht. Nicht zu unterschätzen sind jedoch die chronischen Wirkungen. Viele Haschischraucher klagen über Kopfschmerz, Gedächtnisschwund und Schwierigkeiten, klar zu denken. Das sind die charakteristischen Symptome für eine Verschlechterung der Hirnfunktionen, die auf organische Hirnschäden zurückzuführen sind. Weitere chronische Symptome sind Bindehautentzündungen, Asthma und chronische Bronchitis.

Die Wirkungen sind im einzelnen noch nicht völlig geklärt, auf alle Fälle aber greift Haschisch ebenfalls in den Stoffwechsel der Hirnzellen ein; es erfolgen funktionelle Änderungen durch biochemische Änderungen, z. B. in den Umwandlungsraten von biogenen Aminen.

Wenn die Suchtgefahr beim Haschisch auch nicht so groß ist, besteht doch die Neigung zu ständiger Dosissteigerung mit der Gefahr des »Umsteigens« auf härtere Drogen wie Heroin oder LSD.

## *Cocain und Opium*

Kommen wir zu den wesentlichen Euphorika, die zumeist starke Suchtgifte sind. Ihr Kennzeichen ist nicht die Halluzination, sondern die Vermittlung von im Anfangsstadium körperlichem und geistigem Wohlbefinden, gefolgt von einem Dämmerzustand, der im Falle des Opiumrauchens häufig von erotischen Träumen begleitet wird.

Eine alte Kulturpflanze Südamerikas ist der Coca-Strauch *(Erythroxylum coca)*. Die Blätter enthalten je nach Herkunft unterschiedliche Alkaloide in unterschiedlichen Mengen. Die Bolivica-Droge enthält 0,7 bis 0,9 % eines Alkaloidgemisches, hauptsächlich Cocain (Abb. 25) und Cuskhygrin (ein Pyrrolidinalkaloid); die djavanische Droge enthält bis zu 2,5 % Alkaloide, in der Hauptsache Cinnamylcocain. Strukturell steht das Cocain den Tropanalkaloiden aus der Familie der Nachtschattengewächse nahe.

Nachdem das kultische Cocakauen zunächst nur den Inkapriestern vorbehalten war, verbreitete es sich nach dem Zerfall des Inkareiches sehr rasch in den Andenländern. Heute werden in diesem Gebiet jährlich 100 000 kg getrocknete Blätter gekaut. Die Suchtgefahr (Cocaismus) ist sehr groß, Entwöhnung meist noch schwieriger als beim Morphinisten. 1860 von Wöhler und Niemann isoliert, wurde das Cocain zum ersten hochwirksamen Lokalanästhetikum; heute wird es wohl nur noch z. T. in der Hals-Nasen-Ohren- und Augenheilkunde genutzt. Gelangt es über Injektionen oder Schleimhäute in die Blutbahn, tritt die anästhetische Wirkung in den Hintergrund. Als Rauschgift zu den »harten« Drogen gehörig, wird es zumeist geschnupft. Überdosierungen können zur Atemlähmung führen, aber auch direkte Einwirkung auf den Herzmuskel und Herztod sind bekannt. 1 g oral ist im allgemeinen schon tödlich.

Die Wurzeln des Rauschpfeffers *(Piper methysticum)* sind als Kawa-Kawa ein Rauschmittel der pazifischen Südseeinsulaner, wo die Pflanze seit frühester Geschichte kultiviert wird. Zur Bereitung der Droge werden die geschälten und geschnittenen Wurzeln rituell gekaut, in einer Schale gesammelt und mit Wasser versetzt. Das Kauen hat seinen Sinn vermutlich in der Einbeziehung enzymatischer Aufschlußprozesse, da reine Wasserextrakte geringe Wirkung zeigten. Größere Mengen führen zu einer ausgesprochenen Euphorie ohne Halluzinationen. Wiederholte Aufnahme führt zu Sucht und körperlichen Schäden. Obwohl eine ganze Reihe verschiedener α-Pyrone, z. B. das Kawain, und auch Alkaloide nachgewiesen wurden, ist die Wirkung noch nicht völlig klar.

Weithin bekannt ist das Opium, hat es doch in unrühmlicher Weise die Historie bereichert (Opiumkriege). Unter Opium verstehen wir den eingetrockneten Milchsaft des Schlafmohns *(Papaver somniferum)*, der schon seit 3 000 Jahren besonders im Vorderen Orient und in Asien kultiviert wird. Zur Gewinnung werden die grünen Mohnkapseln angeritzt, und die austretende weiße klebrige Masse, das Rohopium, wird gesammelt. Um 1 kg Opium zu erhalten, benötigt man den Saft von etwa 20 000 Mohnkapseln. Daraus wird in Asien in umständlichen Prozeduren Chandu, das Rauchopium, gewonnen. Schon nach einigen Zügen aus einer Spezialpfeife gelangt der Raucher in einen kurzen rauschartigen Zustand des Wohlbefindens, es folgt ein Dämmerzustand, begleitet von angenehmen, meist erotischen Träumen. Beim Abklingen setzen Depressionen ein, damit Verlangen und schließlich unbezwingbare Gier nach einem neuen Rausch.

Viel gefährlicher als das Rauchopium sind die reinen Inhaltsstoffe, besonders das Hauptalkaloid Morphin. Der normale gesunde Mensch empfindet nach einer Morphingabe kaum etwas, häufig sind sogar Übelkeit und Erbrechen zu beobachten. Erst nach wiederholter Aufnahme setzten die beschriebenen euphorischen Zustände ein (Menschen mit psychischen Defekten oder nervöser Überreiztheit verfallen der Euphorie bedeutend schneller). Der Morphinist ist physisch und psychisch an die Droge gefesselt. Er verfällt moralisch, geistig und magert ständig ab; er schreckt vor keiner Handlung – auch nicht vor dem Verbrechen – zurück, um sich die Droge zu beschaffen. Trotzdem ist es erstaunlich, daß speziell geistig arbeitende Morphinisten trotz jahrelanger Sucht noch bedeutende Leistungen vollbringen.

Die konkrete chemische Zusammensetzung des Rohopiums ist von der Mohnrasse und dem Anbaugebiet abhängig. Kleinasiatisches Opium enthält beispielsweise 21 bis 29 % über zwanzig verschiedener Alkaloide, die zu den Phenanthren- und den Benzylisochinolinderivaten gehören. Die wichtigsten Phenanthrenvertreter sind das stark schmerzstillende, suchterregende Morphin (11 bis 17 %, Abb. 29), das hustenstillende Codein (0,5–3,5 %) und das Krampfgift Thebain (0,1–6 %). Zu den Benzylisochinolinstrukturen gehören das Papaverin als wichtigster Vertreter (0,1–2 %) sowie das Nosapin (Narcein). Morphin, Codein und Papaverin begegnen uns auch in zahlreichen Arzneimitteln wieder.

Um ein Vielfaches in seiner Gefährlichkeit wird das Morphin vom diacetylierten Derivat, dem Heroin, übertroffen, das in den USA zum Suchtmittel Nummer eins geworden ist. 1969 starben in New York etwa 800 Personen an einer Überdosis Heroin.

In der Medizin werden Opiumzubereitungen z. B. zur Ruhigstellung des Darmes genutzt. Beim reinen Morphin wird die starke analgetische und zentraldämpfende Wirkung zur Bekämpfung starker Schmerzen eingesetzt. Die tödliche Dosis beträgt beim Morphin etwa 200 bis 400 mg (oral), beim Heroin etwa 60 mg. Der Tod tritt dann im allgemeinen durch Atemlähmung ein.

Zur Wirkungsweise des Morphins nimmt man an, daß es unter anderem mit Neurotransmittersystemen des Zentralnervensystems in Wechselwirkung tritt, z. B. ihre Freisetzung hemmt.

# Gifte aus der Tätigkeit des Menschen

Wir haben uns in diesem kleinen Buch nur mit den Giften beschäftigen können, die die Natur selbst produziert. Unbeachtet blieben Gifte, die in der industriellen Produktion oder durch die Tätigkeit des Menschen entstehen und dann ebenfalls in unsere Umwelt vordringen können. Die rund 3 Millionen bekannten chemischen Verbindungen werden durch die Synthesechemiker jährlich um etwa 250 000 neue bereichert, von denen etwa 300 kontrolliert in die Umwelt gelangen, als Kosmetika, Haushaltchemikalien, polymere Werkstoffe u. a. Natürlich sind unter den Syntheseprodukten auch solche Stoffe, die Gifte für den Menschen darstellen.

Zum einen haben wir es mit Stoffen zu tun, die der Mensch ganz gezielt als Gifte synthetisiert, wie Schädlingsbekämpfungsmittel oder Arzneimittel. Die gefährlichsten synthetischen Gifte sind die chemischen Kampfstoffe, deren verhängnisvolle Geschichte im ersten Weltkrieg mit dem Einsatz von Chlorgas durch die kaiserlich-deutsche Seite bei Ypern ihren Anfang nahm. Dem Chlorgas folgte schon bald das Phosgen, das sich im ersten Weltkrieg eine traurige Spitzenstellung eroberte. Aber gerade an diesem Beispiel wird deutlich, welche Verantwortung uns obliegt; denn Phosgen ist nicht nur der bekannte Kampfstoff des ersten Weltkrieges, sondern ein heute weltweit produziertes wichtiges Zwischenprodukt. Aus Phosgen und Diaminen werden beispielsweise Diisocyanate produziert und mit mehrwertigen Alkoholen unter Polyaddition zu den wichtigen Polyurethanen, kurz PUR-Plasten, umgesetzt. Dies ist also ein zweiter Weg des Anfalls von Giftstoffen.

Unter den modernen, vielseitig abgesicherten Produktionstechnologien bestehen kaum Gefahren für den Menschen, abgesehen vielleicht von Havarien, auf die man in der chemischen Produktion, bei der Lagerung und auf dem Transport von Chemikalien vorbereitet sein muß. Schlechtes Beispiel war die Katastrophe von

Seveso (Italien) infolge unzureichender Absicherung des Produktionsprozesses für die Herstellung des Herbizides 2,4,5-Trichlorphenoxyessigsäure aus 2,4,5-Trichlorphenol. Durch unkontrollierte Reaktion kam es infolge Temperatur- und Druckanstieges zu einer Explosion der Produktionsanlage. Unter diesen extremen Bedingungen erfolgte eine Dimerisierungsreaktion des Trichlorphenols zum hochgiftigen 2,3,7,8-Tetrachlorodibenzodioxin. Neben den Schädigungen durch direkte Einwirkung auf den Menschen und der Gefahr von Spätschäden ist es bei dieser Verbindung so, daß sie unter Umweltbedingungen äußerst stabil und seßhaft ist. In solchen Fällen hilft dann oftmals nur ein Abtragen der obersten Erdschicht und deren Verbrennung bei hohen Temperaturen.

Schließlich besteht noch die Möglichkeit, daß schädliche Stoffe über Abgase, Abwässer und Abfälle in unsere Umwelt eingebracht werden können, wenngleich heute schon große Anstrengungen unternommen werden, um schädliche Stoffe vor Abgabe an die Atmosphäre, Gewässer oder Deponieplätze abzutrennen und zu entgiften.

Die Problematik des Umweltschutzes darf weder unterschätzt noch hochgespielt werden. Es ist eine sachliche Betrachtung angezeigt; denn zum einen trägt ein jeder von uns auf die eine oder andere Art auch zur »Verschmutzung« der Umwelt bei, sei es durch die Auspuffgase seines Kraftfahrzeuges, durch eine nicht intakte Heizungsanlage oder durch die Verbrennungsprodukte seiner Zigarette. Zum anderen müssen wir uns darüber im klaren sein, daß der Mensch nicht erst in der heutigen Zeit mit Giften konfrontiert ist. Selbst die Höhlenmenschen prähistorischer Zeit waren den Giften Kohlenmonoxid und Benzpyren ausgesetzt, die sie mit ihren Feuerstellen in nicht unbeträchtlichem Maße produzierten. Die Konzentrationen an Kohlenmonoxid waren wesentlich höher als beispielsweise auf einer verkehrsreichen Großstadtkreuzung. Das heute oftmals heißdiskutierte Problem der Umweltverschmutzung ist also nicht völlig neu. Auch die vielzitierten alten Griechen kannten schon solche Probleme. So durften Gerbereien mit ihren penetranten Gerüchen nur mit besonderer Genehmigung errichtet werden. Der römische Philosoph Seneca (4 v. u. Z. – 65 u. Z.) schrieb im Jahre 61: »Sobald ich der schweren Luft von Rom entronnen war und dem Gestank der rauchigen Kamine, die pestilenzialische Gerüche und Ruß ausspeien, fühlte ich eine Veränderung meines Zustandes.«

Natürlich ist mit dem Fortschritt der Zivilisation durch die Vielzahl neuer Stoffe die Anzahl der Schädigungsmöglichkeiten gestiegen, wobei vor allem über die Kombinationswirkungen noch wenig bekannt ist. Jedoch meint der international bekannte Toxikologe Henschler, daß es heute noch unentschieden sei, ob sich die Beeinträchtigung von Leben und Gesundheit durch chemische Noxen mit dem zivilisatorischen Fortschritt insgesamt gesehen vermehrt oder vermindert hat.

# Weiterführende Literatur


Markwart, F.: Allgemeine und spezielle Pharmakologie. VEB Verlag Volk und Gesundheit, Berlin 1978

Fort, W., Henschler, D., Rummel, W.: Allgemeine und spezielle Pharmakologie und Toxikologie. Bibliographisches Institut, Mannheim, Wien, Zürich 1975

Bonse, G.: Biotransformation organischer Fremdstoffe. Georg Thieme Verlag, Stuttgart 1980

Lindner, E.: Toxikologie der Nahrungsmittel. Georg Thieme Verlag, Stuttgart 1979

Karger-Decker, B.: Gifte, Hexensalben, Liebestränke. Koehler und Amelang, Leipzig 1967

Schenk, G.: Das Buch der Gifte. Safari Verlag, Berlin (West) 1954

Lewin, L.: Die Gifte in der Weltgeschichte. Verlag Dr. Gerstenberg, Hildesheim 1971 (Nachdruck der Ausgabe Berlin 1920)

Bassus, W.: Gifte im Tierreich. A. Ziemsen Verlag, Wittenberg 1965

Kaiser, E., Michl, H.: Die Biochemie der tierischen Gifte. Franz Deuticke Verlag, Wien 1958

Habermehl, G.: Gifttiere und ihre Waffen. Springer Verlag, Heidelberg, New York 1977

Engel, F.-M.: Die Giftküche der Natur. Landbuch Verlag, Hannover 1972

Engel, F.-M.: Zauberpflanzen – Pflanzenzauber. Landbuch Verlag, Hannover 1978

Geßner, O.: Gift- und Arzneipflanzen von Mitteleuropa. Winter Verlag, Heidelberg 1974

Schurz, J.: Vom Bilsenkraut zum LSD. Franckh'sche Verlagsbuchhandlung, Stuttgart 1970

Liebenow, H., Liebenow, K.: Giftpflanzen. Gustav Fischer Verlag, Jena 1981

Lohs, Kh.: Synthetische Gifte. Militärverlag der DDR, Berlin 1974